すべての病気は自分で治す

花房 紀行

JN033616

笑がお書房

はじめに

「人間の体は食べるものからできている。その食べるものが薬になる。薬になるのは、それしかない」

これは、古代ギリシアの医師ヒポクラテスの名言である。ヒポクラテスの名言四二選は、医師のモラルの最高の指針とされる。

ヒポクラテスは紀元前四六〇年ごろに生まれ、三七〇年ごろに亡くなっているが、古代ギリシアの時代から自然療法が続いてきた。健康な人の体はバランスがとれた状態であるが、そのバランスが崩れると元の調和した状態に戻す力が働く。それが自然治癒力である。例えば風邪で高熱が出た場合、近代医療では抗生剤と解熱剤を使うのに対して、自然療法では体を温めて汗をかかせせる。発熱は細菌やウイルスを打ち負かす体の反応で、それを助けるためである。このように自然治癒力に絶対的な信頼を寄せるのが自然療法である。

しかし、何世紀にもわたる科学の進歩で、むしろ混乱が生じ始めている現代医療にあって、最近とくにヒポクラテスの名言と同じようなモラルが、患者をはじめ多方面で見直されてきていることである。

モラルとは、人間として医師として守らなければならない正しい道であるはずだ。

筆者はこれまでに、がんの病気を体験し、医師に対する思い、自分の生活に対する反省などのなかで、衝撃的な一冊の本に出合った。

一九八四年（昭和五九年）に書かれたというこの本の内容は、本書のなかでも随所に出て来るが、医学博士の革新的な生物学理論であり、この学説を採用しないかぎり、現代医療は改善されないと大胆にも提唱しているのである。しかし、この学説は学界において黙殺され、敬遠され、学説を口にすることさえタブーとなったのである。初版からすでに年月も経ち、古い資料なども少なくないが、何度読んでも未だに新鮮さを感じ、患者を優先するモラルは、読むたびに新しい発見がある。

また明治六年以来、独占的な西洋医学が本質的に変わってこなかったという原因は、医療関係者や製薬会社の利益優先に都合よく発展してきたためであることも、この本によってみごとに判明する。その証拠に科学の力を優先した対処療法から抜け出せず、百年たっても一向に病人が減らないことである。いや、むしろ増えているのだ。

今こそ反省を込めて、人と自然の繋がりを大切に自然療法、自然治癒力の原点を取り戻す機会ではないのか。

しかし、現実の医療環境はその方向に改革されるかというと、絶望的だと、その本の最後にも書かれている。

今、私たちができることは何か。それはヒポクラテスのモラルに立ち戻り、私たち一人ひとりが、生命や健康について正しい知恵をもち、薬物に頼らない正しい判断を身につけることである。自分の信念によって自分の健康を管理するのだ。

「すべての病気は自分で治す」その指針となるのが自然療法である。ヒポクラテスの名言の意味する時代がいま目の前に広がっている。

「人は自然から遠ざかるほど病気になる」

「食べもので治せない病気は、医者でも治せない」

「すべての病気は腸からはじまる」

「私たちの内にある自然治癒力こそ真に病を治すものである」

「病気は食事療法と運動によって治療できる」

「人間は誰でも体の中に百人の名医を持っている。

その百人の名医とは、自然治癒力である」


本書はそのための本でありたいと思う。

もくじ

第二章　がんの原因と細胞

第三章　医者に頼らない知恵と判断

病気は、人間の自然治癒力をもって治すものであり
これを手助けするのが、医者である

序章　よみがえる千島学説

大腸がん

不思議に思っていることがある。

医者がすすめる薬を何年も、大事にありがたく飲みつづけている人が多いことだ。そして飲み続けないと病気が悪化すると信じて薬を手放さない。ある意味、自慢気でさえある。

「日本人は世界でもっとも薬を好む国民」といわれる所以である。

このような言い方をすると、国民を不幸にしたいのかと叱られそうだが、確かに薬が本当に必要な人は必ずいることは承知の上である。

薬さえ飲んでいれば病気は悪くならないと安心して、医者と薬に盲目的すぎる人が多いことだ。だから経過検診を医師側から決められて病院を訪れ、病院はいつも混雑が絶えないのである。病気は薬だけでは防げないし、治るとは限らない。むしろ薬が薬を呼んでいるとも言える。だから病院は薬の売上で利益を上げているだけで、病人の数は一向に減らないのである。これこそが日本の医療の実態であると思う。

かくいう筆者自身も盲目的な失敗を経験している。そろそろ六十歳を迎えるころ、がんが怖くて信頼できる病院を選び高いお金を支払い、人間ドッグを受けたのである。それぞれの専門医のもとに二泊三日の検査を受けた結果、

「がんはどこにも一切見られない。あなたはがんが発生しない素晴らしいＤＮＡを持っている」

と、人間ドッグのパイオニアを誇る有名な病院から太鼓判を押された。しかし、人間ドッグを受けてから五年ほど経過していたところ、大腸がんを宣告されたのである。人間ドッグ以来、ＤＮＡを信じて、がんに対してまったく疑いを持っていなかったのだ。医師の発言を真に受けていたのだ。遺伝は変化もするものなのだ。

自分の健康は、自分の責任で管理しなければならないと反省した。

よみがえる千島学説

筆者は大腸がんを経験してから、医療に対して疑問や不審を感じるようになって、日本の医療制度や西洋医学、漢方医学などの本を夢中になって読んできた。

そのなかに、衝撃的な一冊の本があった。**『よみがえる千島学説』**（なずなワールド）である。

この本の著者は、千島喜久男《ちしまきくお》医学博士の最後の弟子となった忰山紀一《かせやまきいち》氏である。忰山氏は創作分野を志向する作家であるが、千島博士と初めて会った当時は、健康器具の普及活動をしていた。千島博士の名と、その異端学説で学界からつまはじきにされているという程度の知識をもっていたが、それ以上は知らなかった。しかし、会ってみて、「この人はただ者ではない」と、直観的に感じ取っていたのだという。

そして千島博士の理論は、忰山氏の手によって一九八四年（昭和五九年）三月に徳間書店から**『間違いだらけの医者たち』**というタイトルで上梓された。本は五万部ほど売れたが、学界から黙殺され、結果として著者の忰山氏も孤立したのである。

そのいきさつを、復刻版の「まえがき」から紹介する。

「初版は刺激的なタイトルだが、岐阜大学の生物学教授であった千島喜久男博士の革新的な生物学理論、すなわち千島学説なるものを紹介し、この学説を採用しないかぎり、現代医療は改善されないと提唱した内容である。改版にあたり原稿に手を入れるのが一般的であるのだが、私はそういうことを一切しなかったので、あえて本書を復刻版と称するのだが、それには幾つかの理由がある。

その最大の理由は、本書が果たすべき使命がいまだに完結していないことによる。私は『間違いだらけの医者たち』の初版がでたとき、これで異端として排斥されてきた千島学説が普及し、その理論でもって医学や医療環境が大きく変革するに違いないと思った。重版を含めて、販売部数五万という数はけっして少なくはない。だが、少数のきわめて洞察力の富んだ思索家から賛辞を得ただけで、孤独であった千島喜久男博士の運命と同様に、私の著述は権威からは拒絶され、私もまた孤立したのである。

私は長い逆境を経験した。逆境はいまも続いているといえなくもないが、昨年の夏あたりから不思議な現象が起こってきた。宗教家、農業家、治療家、ジャーナリスト、医師、薬剤師、看護婦、翻訳家、教師、そのほかあらゆる職業の人たちから、私のところに直接及び間接的に連絡があり、また、いろんなところでいろんなジャンルの人たちが、千島学説を研究していることを知った。

その発信源は赤峰農場(なずな農園)を主宰する赤峰勝人氏の活動によるものであったのだが、知るよしもない私は新時代が到来したと、「千島学説研究会」という組織を結成した。その過程で親交が急に深まり、長く絶版になっていた本書が、赤峰勝人氏が経営する(株)なずなワールドから復刻されるという、思いもかけない運命を得ることになったのである。

(中略)

さて、私は本書(復刻版)を**『よみがえる千島学説』**と改題したが、原題の『間違いだらけの医者たち』という誤解をうむ刺激的なタイトルを排したかったからである。

また、この著述をなしたときの精神は、まさに千島学説をよみがえらせたいという意思が潜在的にあったように思えるからだ。

千島学説は千島喜久男博士の生存中から、学界において黙殺され、あるいは敬遠され、まともな論争はされたことがなかった。没後はある意味で千島学説を口にすることはタブーとされ、それはまさに千島学説を封印するに等しいものだった。私の著述はその風潮に反発し、千島学説を採用しなければ医療改革はできないし、人類は健康にはなり得ないと問うものであった。しかし、先に少し触れたように、私の著述は権威からは無視され、千島学説は再び封印されたも同然の状態であった。

そこに赤峰勝人氏が登場し、絶版になっていた『間違いだらけの医者たち』は「よみがえる千島学説」として、ここに復刻されることになった。著者として感慨無量であるし、赤峰勝人氏こそ、封印された千島学説の真の開封者ではないかという思いが強い。

初版から十四年もの歳月が流れ、本書に引用している資料も、ずいぶんと古きに失している。しかし、千島学説が何たるかは充分に書き込んだつもりであるし、その間、医学や医療問題が本質的に何ら変革していない現状をみると、本書の鮮度はいまなお保ち得ているという自負を感じる」

百年早く生まれすぎた

著者はつづけている。

「さて、千島学説について、それを提唱した千島喜久男博士という学者を、どれだけの人が知っているだろうか。彼の研究のほとんどが闇から闇へと葬られたため、おそらく一般では知らない人がほとんどではないかと思う。

端的に、人名辞典ふうに紹介すればこうなる。

「千島喜久男。一八九九年岐阜県で生まれる。生物学専攻の岐阜大学教授。医学博士。千島学説と称して「赤血球分化説」「腸管造血説」など異端の説を唱えた。その学説は日本ではうけ入れられず、むしろ外国で有名になっている。一九七八年、七十九歳で没」

千島の新説のどれひとつをとりあげても、ノーベル賞に値する研究であったと私は信じている。たとえば、血液は肉体である細胞に変わるという説（赤血球分化説）ひとつをとりあげても、世界の生物学の教科書を全面的に書き直さなければならない、驚くべき発見だったのである。

しかし、これらの発見は、あまりにも現在一般に信じられている科学と対立するため、結局認められなかった。

千島喜久男博士は、百年早く生まれすぎたという人がいる。それは、千島学説が一般の人たちの健康の知恵として普及するには、あと五十年はかかるだろうというわけだ。

たしかにそうかも知れない。しかし、現実の医療制度を眺めたとき、悠長に五十年も待っていられない。私たちはいますぐ千島学説を知り、医師の手のうちに入ってしまった医療を、もう一度私たち自身のものに取り戻さなくてはならないのである。これは今日、明日の、さし迫った問題である」

『よみがえる千島学説』は現在も発売されており、千島学説を一人でも多くの人たちに読んでほしいという著者の思いと、赤峰勝人氏の賛同も得られて、復刻三冊目となる、『新装版 生命の自覚～よみがえる千島学説～』が新書判でも発売されている。

初版から復刻版まで

一九八四年の初版から、復刻の最新版までの軌跡を紹介すると、つぎのようになる。すでに千島博士も、著者の忰山氏も他界されているが、この学説が新しい医療制度につながることを期待したい。

初　版　**『間違いだらけの医者たち』**（一九八四年　徳間書店　四六判）絶版
復刻1．**『よみがえる千島学説』**（一九九八年　なずなワールド　四六判）発売中
一五〇〇円＋税
復刻2．**『生命の自覚～よみがえる千島学説～』**（二〇一八年　マガジンランド
新書判）絶版

復刻3．**『新装版 生命の自覚～よみがえる千島学説～』**（二〇二一年

笑がお書房　新書判）

発売中　九〇九円＋税

（注）初版から復刻3まで、内容は変更されていない。

第一章　病気の正体を知る

病気はサインからはじまる

「病気」とはいったい何者か。

私たちは、風邪をひいたら風邪薬、熱が出たら解熱剤、頭が痛いので頭痛薬などと、安易に薬を服用したり、がんの疑いがあれば、転移前にすぐ手術などと「病気」に対して余計に怖がったりして、結果的に医者の言いなりになったり、薬に頼りすぎているのではないだろうか。

まず、「病気」になったら、どうしてそのようになったのか、誰もが自分で考えてみることがもっとも大切なのだ。現代医療では、病気の原因を明らかにすることはなく、すぐに薬をすすめ手術を急ぐというような旧態依然とした対処療法が、延々と三〇年も四〇年も続けている医療に対して、誰も疑いを持たない状態になってしまっている。

身体に蓄積された老廃物や不要物が、体内に長く留まって毒素となり、それを身体

の外に排泄して健康体に戻すために起こる症状のことを「病気」と呼んでいるだけである。だから、病気という症状は、私たちにからだの状態を教えてくれるサインであり、免疫反応なのだ。つまり何も恐れ怯える必要がなく、もともと人間のからだに常備されている、抵抗力や免疫力などの機能をもっと理解し信頼すべきであろう。

問題なのは、そのようなサインを自覚もしないで、すぐドラックストアで薬を求め、また、行くまでもない病院に駆け込んでいる。余計なお金を使い、さらに悪化させてしまうことである。

風邪をひいて熱がでたり、頭痛を感じたら、身体を温かくしてゆっくり休んで汗を出すことにより、老廃物や不要物も汗と一緒に体外に排泄されて治るのである。

風邪とインフルエンザの症状

インフルエンザは、毎年のように流行り、感染すると出勤停止や学校を休ませて、隔離状態にされてきました。人々は感染しないかと怯え、うがい、手洗い、マスクなどで防御してきた。このように風邪とインフルエンザは、まったく違う説明をしてきたが、実際には、次のような症状に違いがあるに過ぎない。

呼吸器系の炎症は、上気道炎、気管支炎、肺炎と肺に進むほどに重症になるが、普通は上気道の炎症で済む場合を風邪といっている。気管支炎からさらに進むと肺に炎症が起こり肺炎になるのである。

喉から上の炎症は、鼻づまり、鼻水、咽喉の痛み、咳などである。

症状をくらべてみると、インフルエンザは三八度以上の高熱で、頭痛や節々の痛みが強く、咳も長引くことが多い。鼻水は後から出るが、潜伏期間は一〜二日と短い。

風邪は、鼻水が出るが、微熱で、頭痛と節々の痛みや、咳も軽い。

風邪もインフルエンザも、体内に滞った毒素になる老廃物、不要物を体外に排泄し健康体にするための症状なので、絶食または少食で空腹を覚えるまで、胃を休め、温かくして休んで、発汗したら汗を拭きとれば、自然と回復する。

症状が重くなるのは、老廃物、不要物が滞りすぎる結果である。そのため風邪やインフルエンザになる前の、食べすぎが原因になることが多い。

薬を飲むと病気になる

風邪をひくと、ほとんどの人はドラックストアで風邪薬という薬を入手して服用する。あるいは病院に行って風邪薬を処方してもらっている。熱があれば解熱剤、頭痛がすれば痛み止め、などである。テレビは、いかにもすぐ治りそうなCMを繰り返し流す。だから当然の対症療法であり、疑いも持たない。というのが常識になっている。

それらの薬の服用により、一時的に熱は下がり、からだは楽になるが、またすぐにぶり返し、長引き、さらに悪化することがある。また、時には死に直結することさえあるのだ。身体自体が、健康体に戻そうと働いているのに、化学薬剤でその働きを止めてしまうのだから混乱するのは当然である。

化学薬剤は、脳神経を刺激するが、副作用も有効成分に含まれる成分の数だけ起こり得るのだ。たとえば、めまい、頭痛、吐き気、嘔吐，発疹、食欲不振、などであるが、なかには耐えがたい症状におそわれる。とくに解熱剤は、風邪、インフルエンザ、コロナでも危険が多いので注意が必要といわれている。

インフルエンザには、タミフルやリレンザの薬がとくに効用があるといわれて、医師も多く使用している。タミフルは脳の中枢神経を麻痺させて解熱するため、向精神薬と呼ばれている。向精神薬とは、精神状態や精神機能に影響をあたえる薬剤の総称である。

精神科などで処方される、抗うつ剤や抗不安剤、覚せい剤、幻覚剤も向精神薬に分類されている。したがって異常行動や幻覚症状が発症し、自殺者も続出している。

ところでタミフルは、抗ウイルスとして、近年、大いに宣伝され、注目されている。しかし、血液の汚れや滞りの結果として、病的ウイルスが生じたが、そのウイルスだけを封じ込めたとしても治癒には至らない。したがって、いかなる病気もそうであるように、血液の浄化によって治癒するのである（血液の汚れについては後述する）。

化学薬剤である抗ウイルス薬で、ウイルスを殺すことは、自然治癒力を妨げるどころか、インフルエンザをこじらせ、長引かせ、さらに諸々の副作用が起こるのである。

二〇〇九年九月二五日から一一月一五日までの間に、インフルエンザ発症後に飛び降りなど異常行動を示した事案が一五一例、報告されていることを、厚労省の研究班がまとめている。

一五一例の内訳は、リレンザを服用したケース三六例（二四％）、タミフル二六例（一七％）、どちらも服用しないケースが一六例（一一％）、不明も七三例（四八％）で半数近くあった。いずれも、一七歳以下に集中しており、平均年齢が九・八七歳だった。

現在でも、これらの化学薬剤は子供たちにも使用されている。薬の承認審査では、副作用はまったく問題視されていないのだ。

「風邪は万病のもと」などと言われているが、食べ過ぎによる胃腸の不調、血液の汚れ、滞りがもっとも大きな要因である。風邪をひくと食欲がわかないのは食べ過ぎ、栄養過剰状態で、もう食べるなという体の反応であり赤信号なのである。

発熱に解熱剤を服用してはならない。あわてず自然に経過を待てばいい。それだけで治癒するのである。

学会の風邪の治療方針

参考までに、日本呼吸器学会の風邪の治療方針を紹介したい。

【風邪の治療方針】

1. 風邪はほとんど自然に治るもので、風邪薬で治るものではない
2. 風邪に効く抗ウイルス薬はない
3. 抗生物質は風邪に直接効くものではない
4. 抗生物質を頻用すると、下痢やアレルギーなどの副作用がある
5. 抗生物質を頻用すると、薬が効かない薬剤耐性菌が出現する
6. 市販の風邪薬は、症状を緩和する対症療法にすぎない
7. 市販の風邪薬の広告は、風邪に対する過剰な治療を推奨するかのような印象を与

えている
8. 風邪による発熱は、身体がウイルスと戦っている免疫反応で、ウイルスが増殖しがたい環境を作っている。むやみに解熱剤を用いない
9. いかなる薬物にも副作用が起こり得ると考え、薬を服用した場合は薬物名と量を記録しておく

（日本呼吸器学会「成人気道感染症診療の基本的考え方」より）

あらゆる病気は炎症である

人は時として、発熱、咳、痰、鼻水、嘔吐、下痢、身震い、痙攣などの症状を起こし、また、各種の痛みも伴う。人は身体に不要物、老廃物が蓄積されると、体外に排泄しようとしてさまざまな症状を起こすと前述した。以下は、その主な原因である。

・**発熱**は、体内に蓄積された不要物、老廃物を、体温を上げることにより発汗させ、体外に排泄させる。
・**咳**は、痰を出すための症状。
・**鼻水**は、体内の水分が過剰なためにからだが冷え、その冷えを取り除き体温を三六・五度に保つために、体内の水分を排泄するための症状である。
・**嘔吐**は、胃に溜まった消化しない食べ物や腐敗した肉や魚、卵などのからだに不適切なものを吐くことにより、胃の負担をなくしている。
・**下痢**は、過度に冷えたアイスクリームや清涼飲料など、また腸内で腐敗傾向にある食物を排泄することにより腸内を掃除してくれる。
・**便秘**は、食べ過ぎにより食べ物が腸内に滞っていること。しばらくは何も食べず空腹にし、よく体を動かしていれば、すぐに改善できる。

このように、病気という症状は、身体内から不要物、老廃物を排泄し、身体を健康にする症状であることは前に述べたとおりであるが、この症状は、自然治癒力、自然良能ともいわれており、生命維持機能の表れである。

また、肺炎、肋膜炎、気管支炎、胃炎、肝炎、腎炎、膀胱炎など、ほとんどの病気は炎症をともない、すべての臓器や組織の病気も、急性、慢性の炎症をともなって発症している。肺結核も、がんも最初は炎症をともなっている。

炎症には、赤い、腫れ、熱、痛みが生じる特徴があって、その患部に生体の防衛反応として、血液を集中させる。その結果として、患部は赤く腫れ、熱と痛みが生じる機能障害が起こる。そのため、患部に赤血球を送り込むことによって、炎症を治し正常に戻そうとするのである。

このように、血液と病気は密接な関係にあり、がんを始めあらゆる病気は血液が原因であると唱えたのが、千島学説である。では、その血液について『新装版 生命の自覚〜よみがえる千島学説〜』（以下、千島本という）から引用してみたい。

生命の本体は血液である

「健康なときには、赤血球はからだのすべての細胞に変化するが、からだが病的な方向に傾いているときは、赤血球はがんなど病巣の細胞になる。つまり、生命の本体は血液だというのが千島の血液理論である。

現代科学は、生命を支配しているのはＤＮＡのテープに書き込まれた遺伝情報だというが、そのＤＮＡも赤血球から造られる。「血筋」「血統」などといわれるように、親から受け継ぐ〝血〟こそ、遺伝の本体なのだ。

この千島理論からみれば、健康の条件は血液をきれいにすることと、血液の流れをよくするにつきる。逆に病気の場合は、血液の汚れと滞りが原因となる。

千島は健康の条件を、「気血動の調和」といった。

「気」は精神を意味し、「血」は血液、つまり肉体のことである。「動」は運動の略である。これは千島のオリジナルではない。精神と肉体の調和である気血の調和は、三千年も前の古代中国医学の原理である。その頃には運動不足はなかったが、千島は現代人に合わせて「気血動の調和」といったのである。

・精神の安定　（気）
・正しい食生活（血）
・適度な運動　（動）

血液はたべもので造られるのであるから、正しい食生活がもっとも肝心なのはいうまでもない。千島は生物学者であって専門の食養家ではなかったが、菜食、少食、よく噛んで食べることが、よい血液を造る基本だということをやかましく言った。

しかし、いかに正しい食生活を行なったとしても、精神の安定と、適度の運動がともなわなければ健康は保たれない。精神の乱れは血液を汚すし、運動不足は血液を滞らせることは、いまさら言うに及ばない。千島の「気血動の調和」はすべて血液に関連し、血液の浄化を説いたものである」

コロナウイルスと感染症

新型コロナウイルスは、二〇一九年に中国武漢市で発見され、全世界に感染拡大した。ウイルスの遺伝子配列から、コウモリのコロナウイルスを祖先に持つと考えられているが、実際にどのような経緯で、このウイルスが人類に感染するようになったのかは、明らかになっていない。しかし、国立感染症研究所のデータによれば、二〇二一年九月までに二億二〇〇〇万人の感染が確認され、死亡者は四五五万人である。

日本では、コロナウイルスは感染症法で取扱いされており、感染拡大の対策としてワクチンが次々と開発され、猛スピードで接種も行われてきた。しかし、その効果は不明で感染の動向も定まっていない。つまり、コロナは現代医学では未解決のままである。

ところで、千島本ではウイルスについて、かなりのページにわたって紹介している。

世界的に感染が広がった現在のコロナウイルスと、四〇年前のウイルスに対する考察を比較してみるのは、実に興味深い。

「千島は、ウイルス病は外からのウイルス感染が原因ではなく、悪化した体の組織から発生するウイルスが原因だと言った。このことはハンセン氏病、すなわちライ病について考えてみるとよく分かる。

ハンセン氏病は、いまではもう死語というか遠い存在になっている。新しい患者の発生もほとんどない。しかし、現に日本には瀬戸内海の離島やその他で隔離されている患者が、一九八一年一〇月現在、厚生省調べで八三五〇人もいた。なぜ隔離されたかというと、それは伝染病とされていたからである。

「ライ病は細菌に感染したために起こる」という説を唱えたのが、ノルウェーのベルゲンの町でライ病療養所所長をしていたハンセンである。

ハンセンはライ病患者の鼻汁や傷から出る分泌物（うみ）を顕微鏡で検査し、一種の桿菌、すなわちライ菌を発見したのである。ハンセンは一八七一年にそれを発表し、学界はハンセンの、細菌の感染で起こるという説を支持し、それは今日まで信じられ、ライ病のことをハンセン氏病と呼びならわしている。

ところが千島は、ハンセンの「ライ病は細菌に感染して起こる」という説に反対する論文を書いた。そのひとつが一九七二年に発表した『現代医学のハンセン氏病対策の盲点』である。千島はいくつかの疑問点を挙げた。そのひとつが、ライ病療養所の医師や看護婦でライ病に感染した者は一人もいないということである。

しかし当時の現代医学では、ライ病は感染してもすぐに発病せず、五年から一〇年という非常に長い潜伏期を経て、はじめて発病するというのが定説なのだ。もちろんこれは想像説で、ライ病に感染した人のからだを調べ、ライ病がどこに潜伏していて、いつ発病するかということを、五年間ずっと追跡し、実証した学者は世界中に一人もいない。

さらに、健康な人にライ菌を接種する実験をしたところ、皮膚に分泌物を塗布しようが、注射しようが、感染しなかったというデータがある。すなわち、健康なからだにはライ菌は感染しないのである。

このことからみても、ハンセン氏病は細菌の感染によって起こるという説は矛盾する。にもかかわらず、いまなお伝染病説が根強く生きているのは、ライ菌が存在するというたった一点に固執しているためである。

千島はハンセン氏病の原因を、不規則で不衛生な生活を続けたからだとみる。精神的ストレスがたまれば血液がにごる。不衛生な食事は悪い血液をつくる。怠惰な生活をすると血液は滞り、変化しはじめる。神経の障害があれば、血液から正常な細胞はできず、変質した細胞になるだろう。

こうした悪い条件がいくつか重なって、からだの組織の細胞が少しずつ老化して壊死にまで進むのである。ライ菌に感染してからだが腐敗するのではなく、細胞が腐敗してそこにライ菌が自然発生したわけだ。

ハンセン氏病を伝染病として隔離して療養させるようになってから、確かにこの病気は急激に減少したことは事実である。これは一般的には、感染を防いだためと考えられているが、貧しい不衛生な生活者が少なくなり、衛生的な環境が整ってきたためだと解するのが妥当である。

「自分の父が生きていることを、なぜいままで教えてくれなかったのか」

ライ病の隔離療養所で父が死に、はじめて父親の存在を知ったある青年が、母親にくってかかった言葉である。

ハンセン氏病に対する根強い偏見と差別のため、家族は隔離されている患者のところへは、世間をはばかって行こうとしないという」

伝染病と流行病

「千島説から医学を見直してみると、私たちがいままで信じてきた伝染病も、もののみごとにくつがえされてしまう。

一般にはその伝染病がどのような経路を通って感染したのか明らかでない場合でも、ウイルスが患者から発見されれば、それはどこかで感染したものと断定される。伝染病といえば、細菌、ウイルス、原生動物など、それぞれの病原微生物に感染して起こるのが常識になっているからだ。

ところが、千島は、からだが弱ってくると細胞や組織が病的になり、それが腐敗の方向に変化すれば、そこに細菌やウイルスが自然発生すると説く。

もちろん、はっきりした感染ルートがあり、抵抗力の弱いものだけがその病原菌に感染するという場合もある。これは文字通り伝染病だ。

一方、**流行病というのは生体そのものが弱っており、加えて気候の変化がはげしいとか、まわりの環境が悪化しているときに、病原体がからだのなかに自然発生し、いわゆる伝染病と呼ばれているものが同時多発的にひろがる場合である。**

現代の医療保健では、こうした場合にも、その感染ルートを探すため、昔のマンガにでてくる探偵のように、虫メガネで見ながら犯人の足跡を追うようなことをしている。これはバクテリア、ウイルスが自然発生することを認めないからだ。

だいいち伝染病の病原菌がからだのなかに入ったからといって、かならず発病するとはきまっていない。

ドイツの有名な衛生学者ペッテンコーフェルは、それを証明するために、自分のからだを実験台にしてコレラ菌を飲んだ。彼のからだは健康だったし、病原菌に負けないという強い確信をもっていたためコレラにはならずにすんだ。だが、彼と一緒にコレラ菌を飲んだ彼の弟子は、半信半疑だったので、下痢をしたというような有名なエピソードがのこっている。からだも心も健康であれば、病原菌を飲んでも胃の酸で殺菌されるのがふつうである。

千島の新説を医学界が検討すれば、同じ意味に使われている伝染病と流行病の違いが明らかにされるだろう。流行病というのは感染症ではないのである。そして、これによって病気の治療と予防の考え方は、まるっきり変わってしまう」

自律神経の刺激で伝染病

「フランスの外科医であるレーリィが、一九四三に唱えた「レーリィ現象」というものので、自律神経を過剰に刺激すると、病原菌が外から入ってくるのではなく自然に発生して病気になるという、現在でも誰も言っていない新説をうちだしたのである。

たとえば肺や胃腸などに分布している自律神経にピンセットで刺激を与える。または、細菌の毒素をぬりつける。すると、その神経の支配を受けている肺や腸などに病気の症状が起こる。肺には結核のあわつぶができ、腸には腸チフス、赤痢などの症状が起こった。レーリィは実験でそれを証明したのである。

この実験には病原菌はひとつも入れていない。ただ自律神経を強く刺激するだけで、伝染病を発生させたのである。これまでの伝染病学説では考えられない革命的な発見だった。

このレーリィの実験は、あまりにもショッキングであったため、かえってたいした反響を呼び起こさなかった。日本においても、この説を本気で追試した人はいないのではないだろうか。おそらくその真価が分からないためであろう。千島ひとりがこのレーリィ現象を高く評価したにとどまっている。それはいま述べたように、これまでの伝染病学説と真向うから対立し、千島の「バクテリア、ウイルスの自然発生説」と、考え方が根本的に一致するからである。

また、このレーリィの考え方は、精神を重視する東洋医学とも一脈が通じるところがある。というのは強い持続的な感情の激変、いわゆるストレスによって、細菌がなくともそれと同じ病気の症状が起こるからである。精神の起伏と病気の関係が明らかになったわけだ。

千島は、血清肝炎は、輸血のなかにウイルスが含まれていなくとも起こると言った。すなわち、ウイルスが血清肝炎の原因ではなく、肝炎を起こしたため結果としてウイルスが自然発生するのだと言った。その事情が、レーリィ現象によって、うまく説明できるわけである。

そして、この画期的な発見は、「細菌の自然発生」を支える重要な実験なのだが、今日まで、医学界はこの発見を無視しつづけている。

千島説、そしてレーリィ説にしても、いままでの考え方と根本的に異なる学説は、どこの国でも、いつの時代でも、すぐさま認めるというのは難しいものなのだろう。

現在の医療はもちろん、世界の学者が、これら自然発生の否定をどうしてかたくなに守り続けるのだろうか。その元をたどると、フランスの学者ルイ・パスツールに行き当たる。パスツールは一八五九年に有名な実験を行ない、自然発生説を否定した。

この一五〇年以上も前の実験結果が、いまもって偉大なるパスツールの名のもとで、世界の学界の定説になっているのである」

しかし、このパスツールの実験と同じ実験を行ない、パスツールの実験にはトリックがあったとして反対したのは、千島博士であった。その詳細は千島本に譲ることにする。

千島博士のほかに、パスツールの細菌理論に対峙したのは、フランスの医師アントワーヌ・ベシャンである。彼は「病気は、免疫システムの反応である」と反論した。「体内の善玉悪玉菌の細菌バランス崩壊が病気の原因で、体内環境が健全であれば、ウイルスが侵入しても繁殖も発病もしない。」と、腸内細菌がほとんど解明されていない時代に発表したのである。しかし、彼は歴史から抹殺された。

パスツールの細菌理論は、学問の権威と経済の発展には、格好の学説として国際金融資本家たちに迎え入れられたのである。

それは感染症の研究から、抗ウイルス剤の発明があり、医薬製剤界の巨大利益へと

アントワーヌ・ベシャン（1816～1908年）

フランスの医師・科学者・薬学者

【細胞理論（環境理論）】

1．病気は体内細胞の中にある微生物に起因する
2．これら細胞内にある微生物は、通常は新陳代謝を助ける働きをする
3．微生物の宿主（人体）が死んだりケガをした場合、体の分解を促す役割を微生物は果たす
4．微生物は溶媒を反映して形や色を変化させる※2
5．すべての病は特定の体の状態に関連づけられる
6．微生物は宿主に健康状態が衰えた場合に「病気」になる。従って宿主の健康状態が「病」の第一の原因である
7．病は不健康な状態の上に築かれる（体の免疫システムの状態が病気になるかどうかを決める）
8．病気にならないためには健康な状態を作らねばならない（健康であることが防御である）

※2　有害な物質が体に蓄積した状態など、病気の本質に基づいた治療を意味する

発展していくのである。抗生物質の投与は、次なる耐性菌を生み、さらに強力な殺菌剤と、その繰り返しで製薬会社の利潤システムが現在まで膨れあがってきたのである。

だが、これにより人類は、体内の常在菌が死滅して免疫力が低下し、病が病を呼び、死が死を重ねて、感染症は薬物連鎖により、そ

ルイ・パスツール（1822～1895年）
フランスの化学者・微生物学者

【細菌理論（病原菌理論）】

1．病気は体の外にある、微生物に起因する（外から来る）
2．一般的に、微生物に対しては防御をしなければならない（ワクチンや抗生物質）
3．微生物の働きは一定している（誰に対しても）
4．微生物の形と色は一定している
5．すべての病気はそれぞれ特定の微生物に関連づけられる（あらゆる病気の原因となる、それぞれの菌がある）※1
6．微生物が病の第一の原因である(細菌が病気の原因)
7．病は誰でもおかすことができる（どれだけ健康であっても病にかかる）
8．病から身を守るために、防御態勢を牽《ひ》かねばならない（ワクチン接種）

※1　さまざまな薬を生みだし、伝染病やワクチンの偽りを作り、製薬会社が利益

の終結が見えなくなった。薬物利権に絡む暗躍者が笑うだけである」
（『マホロバだより』7／2より）

パスツールは死の直前に、自分の細菌理論を撤回したといわれているが、巨大な権力をもつ者が、学界の定説を利用して、巨万の富を築く可能性を見いださなければ、現在のコ

ロナやワクチンの医療も変わっていたかもしれないのである。

ワクチンは毒物で劇薬

新型コロナウイルス対策として、ワクチン予防接種が任意で勧められてきた。

ワクチンとは、その病気の病原菌（毒素）を体内に入れて抵抗力をつくり、病気の発症を抑えるという考えに基づくものである。実際、歴史的にみてもワクチンでインフルエンザを予防できたことは一度もなく、さまざまな軽度の副作用は当然であるが、重篤な副作用により、多くの人が亡くなっている。

ワクチンの成分を見てみると、新型コロナやインフルエンザを予防できるのかという疑問があり、正直なところワクチンの接種に前向きにはなれない。

【ワクチンの成分】

①その病気の病原体である細菌やウイルス、それと同じ毒素（トキソイド）で作られ

た薬剤である。

②病原体（ウイルス）を培養（細菌・ウイルス・細胞などを人工的に発育・増殖させること）培地（微生物や動植物の組織を培養するために栄養分を組み合わせてつくった液状または固形の物質）のいろいろな物質、動物の卵、腎臓、脳などのタンパク質を混ぜ込む。

③病原体を弱めるときに使うホルマリン（防腐剤）などの毒物性物質も微量ながら入っている。

④水銀やアルミニウムの化合物も混ぜられている。

これらから見てわかるように、ワクチンの成分は毒物であり、法律上も「劇薬」として扱われている。ワクチンを接種できるのは、医師の指示の下で保健師、助産師、看護師、もしくは准看護師が行なうとされている。何故かいえば、インフルエンザワクチンに限らず、どのワクチンも接種後に、次のような症状が現れるためである。発疹、発熱のほか、脳脊髄炎、呼吸困難、意識障害など。

過去には実際、学童に義務化されたインフルエンザワクチンの予防接種後に発熱し、学校を休む子供が続出し、障害や死亡などの重篤な被害を受けた子供たちだけでも推定一〇〇〇人以上に達したこともある。

一九九四年には、当時の厚生省も遂にはこのワクチンが効かないことを認め、法律による予防接種から外した。

ところが、一九九八年に、多くの子供がかかる急性伝染病の麻疹対策として、三種類（麻疹・風疹・おたふく）のワクチンを一緒にした「ＭＭＲ（新三種混合）」というワクチンの接種が一歳の幼児に義務づけられた。するとたちまち、接種後に無菌性髄膜炎に侵される幼児が続出したのである。

無菌性髄膜炎というのは、脳の表面を包むクモ膜下腔に病原体が侵入して（実際は侵入したのではなく、新三種混合のワクチンにより発症）繁殖し、炎症を起こすのである。病原体の種類により、かなり重症度が異なるが、主にウイルス、一般細菌、結核菌真菌であるといわれている。

あまりに悲惨な結果に怒りの声が上がり、義務化してわずか四年で、厚生省はこの

ＭＭＲを取り止めたのである。

いかなるワクチンも予防はあり得ないし、その病気と同じ毒素、化学物質、その他の物質を体内に入れて抵抗力をつけて予防することも理論上もあり得ないのではないか。また五〇歳以上に勧めている帯状疱疹の予防ワクチンもしかりである。

天然痘の種痘（ワクチン）以来、実にさまざまなワクチンが開発されているが、予防どころか、副作用による甚大な被害を被った人たちの多いことは、過去の被害者訴訟の数の多さが物語っているのだ。

このワクチン＝予防接種（その病原体の病原菌＝毒素を体内に入れる）という考え方、細菌・ウイルスを病気の外敵とし、それらを強力な化学薬剤で殺せば病気は治癒できるという、細菌病原説にこだわる今日の医学にワクチン接種の必要があるのかという疑問が生まれてしまうのである。

「その恐れは、自己免疫疾患が発生する可能性があり、一度打ったら元に戻せないからである。五年後、一〇年後、五〇年後、あるいは孫子の代まで難病、奇病、万病の原因不明の病になっているかもしれない。

しかし、政府は治験も検証も議論もしないまま、製薬会社に賠償責任を免除してしまったのだ。今後、何が起きても、どこにも責任を問えないのである。

ノーベル生理学賞受賞の大村智博士は、「一年以内のワクチン開発はあり得ない。治験や臨床で少なくても一〇〜一五年はかかる」と警告している。副反応、副作用、後遺症の有無が分からない史上初の試み、生物兵器と同じレベルの製造技術ワクチンによる人体実験である。保存料には水銀やアルミ、重金属類が入っているため、アルツハイマーや電磁波障害で不整脈、肺の血栓症などで倒れる可能性もあると言われている。

風邪でさえ、変異するからワクチンは作れないのが常識で、それを作ってしまったこと自体、専門筋では非常識とも言えるかもしれない」（『まほろばだより』7／2より）のである。

混乱の元凶は「二類」

新型コロナ禍では、ワクチンも含め、医師や厚労省、メディアの対応などにもさまざまな疑問と混乱が見え隠れしていた。しかしコロナは、もはや風邪やインフルエンザ並みの病気となったが、また変異株が発生するかもしれない。そのときのための参考として問題点をいくつか紹介しておきたい。

筆者の知人に風邪をひいたこともない、八〇歳の超元気な人が二回目のワクチン接種で体調をくずし、その後、一カ月も経たないうちに亡くなってしまった。副作用で同じように亡くなっている人が、私たちの想像を超えているといわれている。しかし、厚労省はワクチン接種の副作用で死亡した人の数字を一切明かしていない。

ワクチンはすでに備蓄している状況は誰でも承知している。しかし、在庫数と人命を同等に扱ってはいないか。我が国のワクチンの使用数は世界でトップレベルである。

コロナの重傷者についても、国が定める基準と都道府県の定める基準があって、データが統一されていない重傷者数が発表されているという。つまり重傷者に入らない基準も含めて発表されている。医療関係者はもちろん、厚労省もそれを認識していながら情報を流しているのだ。

また、そのようなデータが厚労省から発表されても、チェックすることもなく垂れ流す公共メディアの責任も大きいのである。

また、重傷者よりも死亡者の方が多いという摩訶不思議な発表がある。その理由は、交通事故死でも、がんによる死亡でも、死亡時点でPCR検査が陽性であれば、「コロナ死」に計上されるという。コロナ死には、さまざまな疾患で多くの高齢者が含まれているのだから、重症者より死者が多くなるのは明白であろう。コロナ死と関係のない死亡者に、PCR検査を行なう必要があるのか、理解できないのは筆者だけではなかろう。

ちなみに、PCRの発明者は、一九九三年にノーベル化学賞を受賞したアメリカの生化学者キャリー・マリス博士である。彼は、新型コロナウイルス感染症の診断に使ってはならないと言ったが、二〇一九年九月に突然七四歳で謎の死を遂げたと伝えられている。

「RNAウイルスは変異しやすく、全体の三〇〇分の一だけを何億倍に拡大してみているだけに過ぎず、害毒の触媒になっていて、陽性反応は即、感染症ではないという。つまり、PCR検査は無意味であり、むしろPCR検査で感染者が増えたとも言われている」

（『まほろばだより』7／2より）

そのようなコロナ感染者が入院すると、その時点から夫婦、親子であっても誰ひとり面会ができなくなったことである。芸能人がコロナで亡くなったとき、家族は遺骨としか対面できなかったと聞いて唖然とした。コロナは飛沫感染が主であるとされているが、呼吸しない患者からは飛沫は出ないのである。にもかかわらず、死亡後には家族との面会もできず、火葬場でしか対面できないというのはあまりにも酷い仕打ちではないのか。こんな制度はあってはならないのだ。

新型コロナにかかったら、まずアセトアミノフェンで解熱をとか、国産初のコロナ治療薬であるゾコーバを厚労省が緊急承認したなどという公共メディアの報道が流れる。同時に政府はゾコーバをすでに何万人分を確保したというような情報も伝えられると、メディアは省庁からの紙ネタをそのまま報道する。いわゆる厚労省の広報担当になってしまったと判断できるのである。

一方で、ある病院の院長が心配する、「ゾコーバは、抗インフルエンザ薬のタミフルと似ていて、劇的な効果はなさそうだ」というようなチェックや、副作用についても検証するようなことは期待できないのである。

また人気テレビ番組では、コロナの検査件数と感染者数のグラフを提示して、いかにも感染者が増えていると伝えていた。しかしよくグラフを見ると、違う単位のグラフをわざわざ重ねている。検査数の単位に合わせると、感染者数は一〇分の一になるのだから、まさに印象操作である。

また、ワクチンに対して積極派と慎重派の専門家会議が国会内で行われた際にも、大手メディアは無視した。民放はスポンサー企業に配慮するのは理解できるとしても、公共の電波を使用する以上、議論する問題には複数の意見を提示する原則を守ってもらいたい。

最近はソーシャルメディアでも偏向意見など玉石混交であるため目利きが必要であ

るが、ＮＨＫは、ソーシャルメディアのコロナ議論はフェイクだと言って、自分たち大手メディアの報道を正当化していた。中立を装いながら世論を誘導するようなことがあってはならないのである。それこそがフェイクになりかねないからだ。

民間病院の院長は、コロナ対策がもたらした最大の害は、普通の医療ができなくなったことであるという。コロナの空床補助金を二二億円も不正に受け取った病院もあるが、正当に受け取った多くの自治体病院は、慢性の赤字体質だった財務状況が一気に黒字になったことが明らかだという。一方、地方の民間病院は指定医療機関ではないため、空床補償はなく、入院患者数が大幅に減少したために大きな赤字を出すことになったという。

これまでのコロナ対策で、一〇〇兆円以上の予算が注ぎ込まれたが、その有効性は検証されないまま今後も継続されそうだという。新型コロナはインフルエンザ並みの病気として扱い、過剰な補償をやめて、検査や治療薬はもちろんワクチンの無料化も中止すべきだと言っている。民間病院としては当然の意見であろう。

新型コロナは二類から五類に変わることになったが、二類は感染したら即刻強制入院と手当てが必要で、これを拒否するのは法律違反になる。

このいきさつを招いたのは、中国で発生したコロナである。やがて日本にも上陸して、あっという間にコロナ患者が増え、人気タレントが感染直後に死亡する情報が拡散して、国民は一気にコロナの恐怖に洗脳されてしまった。

さらにノーベル生理学賞の山中伸弥教授と西浦博北大教授（当時）が、日本で一〇〇年前に起こったスペイン風邪四〇万人の死亡を引き合いに、四〇万人のコロナ感染死を予想したという情報が流れた。その他にも、大学教授や医療関係などの働きかけにより二類扱いを決定した。これは政府の明らかな不勉強であり、判断ミスだったのである。

欧米に比べて三〇分の一の感染率、病床数は三〇倍、つまり一〇〇倍以上も余裕があれば、医療崩壊など起こりようがなかったのだ。しかし医療崩壊は起きたのである。明らかに二類扱いが元凶となったのである。

マスクの有害論、無害論も収まっていない。『まほろばだより』（7／2）によれば、

「マスクの網は約五μm（〇・〇〇五mm）で、コロナウイルスは約〇・一μm（〇・〇〇〇一mm）で、約五〇倍も大きく、鶏小屋の網を蚊が易々と通り抜けるようなもの。そればかりか飛沫が付着して乾燥すれば、鼻孔、口、手の汚染源になる。

ドイツの神経生理学者マーガレット・グリーズブリッソン博士は、「酸素欠乏は脳の発達を阻害し、その結果として生じたダメージは元に戻すことはできない。絶対禁物!!」と断言している。マスクが増えても感染者は増え続けているのも事実だ。せめて不織布をやめ、布やガーゼのマスクに切り替えるべきだ。

マスクの装着後二時間後から、脳の海馬の細胞が死にはじめ、長期着用で認知症、子供の発達障害の危険性が出てくるという。

成人の脳は、全身の二五％の酸素を消費するが、一〇歳未満の子供は五〇％以上も消費する。子供のマスクは、発汗機能が弱り、夏には熱中症にもかかりやすくなる。子供にとってマスクは凶器なのだという。

また、赤ん坊や幼児は、お母さんの表情から、心を読みとる訓練を日々している。また微生物の受け渡しもしている。口許や顔の表情から、微妙で繊細な心の動きを察することこそ情緒や情操教育なのだ。三つ子の魂こそ、健全なる養育期間をマスクで隠してはならないのだ」

私たちは、昔から風邪やインフルエンザにかかっても、二～三日も安静にして寝て治してきた。それを毎年繰り返して、変異株にも鍛えられてきた。だから国民の六〇～七〇％ぐらいが感染すると、自然に終息していた。春になれば冬の低温と乾燥から解放され、自然沈下していたのである。それをいたずらに薬などで防御すると長引くだけで、被害は増大する。コロナのゼロ対策から、一気に解放した中国が、自然沈下したというのは、好例になるのであろうか。

いずれにしても、このコロナ禍によって、医療制度に対する不信と、私たち国民の病気に対する意識をリセットする必要があることも判明した。私たちは、医者や薬に頼り過ぎない、知恵と判断を身につける必要があるのだ。つまり、医者の言うことに盲目的になったり、体調がすぐれないからといって、すぐ薬を飲むようなことはせず、一考する余裕が必要だと思う。

次に、「病原がわかると健康になる」千島学説の原理をみてみたい。

すべての病原は血液の状態

千島学説は、千島博士の生存中から、学界において黙殺され、敬遠され、まともな論争もされたことがなかった。没後はある意味で千島学説を口にすることはタブーとされ、まさに千島学説を封印するに等しいものだった。

千島本はその風潮に反発し、千島学説を採用しなければ医療改革はできないし、人類は健康にはなり得ないと問う本である。千島博士が提唱する学説とはどんなものなのか、その主な内容を見てみよう。

(1)赤血球分化説

血液（赤血球）はからだの組織に変化する。血液は肉となり骨となる。

(2)腸管造血説・赤血球起原説

赤血球は骨髄で造られるのではなく、消化された食べものが腸の絨毛で変化したものである。血液は食べものからできる。

(3)赤血球と組織の可逆分化説

栄養不足や大量出血のあと、または病気などのときには、からだの組織から血球に逆戻りというかたちが見られる。血液は骨髄から造られるという定説は、これを見誤ったもの。

(4)がん細胞の血球由来説・炎症その他病的組織の血球由来説

がん細胞は赤血球が変化してできる。からだが病気の状態のとき、悪化した赤血球が集まり溶け合ってがん細胞に変わっていく。また炎症も赤血球がからだのその部分に集まって変化して生じたものである。肉腫や腫瘍も同じである。

(5)創傷治癒と再生組織と血球分化説

負傷が治っていく現象も、その部分に赤血球が集まって、からだの再生と修復をするからである。

(6)バクテリア・ウイルスの自然発生説

バクテリアは親がいなくとも、有機物の腐敗、その他の状態で、その有機物を母体として自然に発生する。

(7)毛細血管の開放説

毛細血管の先端は開いていて、赤血球はそこから組織のすき間へ自由に出ることができる。

(8)細胞新生説

からだの組織（細胞）は分裂によってのみ大きくなるというのは正しくない。細胞は細胞でないもの（赤血球）から新しく生まれ、からだは大きくなり、またその大きさを保つ。

(9)生殖細胞の体細胞由来説

生殖細胞（精子・卵子）は、からだの組織と別のものではなく、からだの組織のひとつである赤血球が変化したものである。

(10)獲得性遺伝の肯定説

生物が生まれてから一生の間に、その環境によって育まれたかたちや性質は、子に遺伝する。

(11)進化要因における共生説

生物が進化したもっとも大切な要因は、環境に適合した強いものが生き残ったのではなく、同じ種類の生物の助け合い、または違った生物との助け合いという、共生現象によるものである。

以上が千島博士の提唱した学説と理論のおよそである。どれも現在の科学の常識に当てはまるものはない。とくに腸の絨毛造血説や病気の原因は血液の状態によるものであるという事実は、見ようとすればいつでも見ることができる。自分の学説を裏づけているのは、さまざまな実験を繰り返し、疑問を解き明かしてきたからである。

現在も信じられている骨髄造血説も、実験の結果、腸の絨毛であることを確認したのである。次章からは、血液とがんの関係を掘りさげてみたいと思う。

第二章　がんの原因と細胞

専門医師でもがんで倒れる

がん医療に携わる医師たちは、がん医学・療法はめざましい日進月歩によって格段に進化を遂げていると言いながら、がんと診断された患者には、相変わらず現代三大治療といわれる、「切る、抗がん剤、放射線」を勧めているのだ。患者の多くも、できる限り早く治療を受けてがんを治したいと願い、医師の勧める治療を容易に受けてしまっている。

今日、日本人の半数ががんと診断され、四人に一人が「がん死」する時代になり、ひとたびがんと診断されれば、死の恐怖と不安で頭が真っ白になってしまうのは当然である。

また、日進月歩と言われる一方で、がんを宣告する側の医学・医療の権威者たち自身もがんに倒れている事実に、腑に落ちない矛盾を感じてしまうのだ。

・田崎勇三（六四歳、国立がん研病院長、歯肉がん）
・吉田富蔵（日本がん学会長）
・田宮猛夫（七四歳、国立がんセンター総長、胃がん）
・長興又郎（第一回日本がん学会長、膵臓がん）
・仁科芳雄（理化学研究会長、膵臓がん）
・山田昌作（七二歳、がん研理事長、腸がん）
・土肥慶三（がん研理事、肝臓がん）
・塚本憲甫（国立がんセンター総長、胃がん）

このようにがんの権威者が次々とがんで倒れていれば、現在のがん医学・医療に対して疑問を持たざるを得ないし、がんは不治の病と思ってしまうのも当然である。

果たしてがんは恐怖病であり、地獄のような痛みを伴う死病なのでしょうか。がん発症の原因は何か、がんは如何なる病気なのか、現代医療の実体をとりあげてみたい。

がんの原因、二つの相違点

（一）細胞分裂のコピーミスでがんになる

厚生労働省がん対策推進企業アクションが発行する、『がん検診のススメ』という小冊子に、どうしてヒトはがんになるの？　という質問に、こんな回答が紹介されている。

「がんは、カラダの細胞が分裂するときのコピーミスによって生じます」

さらに、

「私たちの身体は、約三七兆個の細胞からできています。毎日一～二％の細胞が死にますので、細胞分裂によって、減った細胞を補う必要があります。

しかし、**細胞分裂の際に、細胞の設計図である遺伝子のコピーミスが起きてしまうことがあります。これが遺伝子の突然変異です。コピーミスの最大の原因はタバコで、**

ほかにも発がん性物質や、自然に存在する放射線などによって、長い時間をかけて遺伝子にキズが蓄積されていきます。

多数の突然変異を起こした細胞は、多くの場合生きていけません。しかし、遺伝子のうちの、ある特定の部分にキズがつくと、細胞は死ぬことができなくなり、止めどもなく分裂を繰り返すことになります。

この「死なない細胞」が、がん細胞です。がん細胞は無秩序に増え続け、やがて塊としての「がん」となります。たまたま、遺伝子のその部分にキズがつくかどうかですから、がんは「運」の要素が大きいということです。

（中略）

異常に増えて塊になった細胞でも、その場にとどまっていれば「良性」と呼ばれます。正常な臓器を圧迫して悪さをすることもありますが、切除してしまえば命にかかわりません。

一方、悪性腫瘍（がん）は、まわりの正常な組織を破壊しながら広がっていくという特徴を持っています。やがてがんは血管やリンパ管に入り込み、その流れに乗ってほかの臓器へとたどりつき、そこでも塊をつくるようになります。これががんの「転移」です。」

（『がん検診のススメ第四版』より）

（二）がん細胞は血球からできる

前章でも紹介したとおり、「千島学説」を提唱した千島喜久男博士の研究のなかに、人間の血液は腸の絨毛で造られるという従来の骨髄説をくつがえす造血説が知られている。しかし、この学説は、ほとんどが闇から闇へと葬られたため、おそらく一般では知らない人がほとんどではないかと思う。

その千島学説には、がんについてこう紹介されている。

「医師はがんの治療には無力である。それは何よりも、現代医学ががんの原因を究明できないでいることにある。

千島は「がん細胞は血球からできる」と唱えた。これは血液が変化して、からだを構成する細胞をつくるという千島の血液理論にもとづいている。つまり、健康なからだであれば血球は正常な細胞になるが、生体が病気のときには病気の細胞をつくりだすというわけだ。

だが現代医学は千島理論をかたくなにこばむ。「そんなバカな！」と頭から信じないのである。

（中略）

現代の医学は、一八五九年にドイツの偉大な病理学者、ルドルフ・ウイルヒョーが著書『細胞病理学』のなかで発表した「細胞は細胞から」という学説の束縛を受け、現代にいたるまで解き放たれていないのである。

細胞は分裂によって増殖する。とくにがん細胞は分裂がすみやかであるというのが現代医学の常識になっている。確かにがん細胞は、その増殖が早い場合がある。しかしすべてがそうではない。たまたま早い場合だけをとりあげて、がん細胞は放っておくとどんどん増殖してとりかえしがつかなくなるというのは極端な考えである。

千島は「細胞は分裂によって増殖するのではない。分裂もありうるが、細胞はあくまでも赤血球が変化して増える。がん細胞でも同じことだ」と言う。

（中略）

そして、がん細胞の原因は反自然的な生活にある。たとえば何らかの悩みがあったり、あるいは間違った食生活や不規則な生活がかさなり、そうした状況が長くつづくと、血液が悪化し、悪化した血液は正常な細胞にならず、がん細胞になるのである」

（『新装版 生命の自覚〜よみがえる千島学説〜』より）

がんの転移の不確実

千島学説では、がんの転移についても述べている。

「細胞は細胞分裂によってのみ増えるという現代医学の常識。この一点が正しいとすれば、千島学説のほとんどは崩れ去ってしまう。逆に、千島の言っている、細胞は細胞でないものから新しく生まれるという新説が正しければ、世界の生物学は狂っていることになる。

細胞を研究する場合、生きたからだのなかの自然な状態で、その細胞の動きを観察するのが理想なのだ。しかし、今日までのいろいろな細胞学の成果は、組織から切り出した標本、つまり死んだ細胞を研究したものが、その中心となっている。

自然のままで観察できないから、生物のからだからその部分をとりだして調べる。この操作そのものが、もうすでに全体とのつながりを切るという不自然を犯している。細胞のほんとうの姿や働きに対して、もうその時点で悪い影響を与えているのだ。

それを、光学顕微鏡や電子顕微鏡で、不自然な強い光線や電子を当てて観察している。細胞は光や電気にはきわめて鋭敏な反応を示すし、その反応は、自然の状態では決して起こさない反応である。だから、私たちは細胞の自然状態を乱さないで、細胞の微視的な世界を観察することはできないと言えるわけである。

一例をあげれば、生きた細胞の分裂していく様子を、位相顕微鏡を使って映画に撮ったものが発表されている。多くの生物学者は、これによってウイルヒョーの細胞に対する考え方に、ますます確実な基礎を与えたものと信じている。

確かに映像に示されている細胞は分裂している。しかし、それは人工的産物です。強い光線を与えたなかで分裂が進んだからといって、自然な状態でも同じであろうと考えるのは、大変危険なのだ」

日本の現代医学では、がんは正常細胞が突然変異を起こしがん細胞となり、その細胞が限りなく増殖し、そして死に至る。また、遺伝子に傷がつき、そのことによりがんが発症する。がんは年をとるほど免疫力が衰えていくために、がん患者が増えている。世界一の長寿国日本は、世界一の「がん大国」だという。

しかし、がんは老化現象だけではなく、胎児がん、幼児がんなども発生している。またコピーミスや突然変異などの原因はタバコだという。喫煙をしないがん患者が、現にたくさんおられるのはどうしてか。

そもそも、「細胞が分裂の際に遺伝子のコピーミスが起き、これが遺伝子の突然変異です」という乱暴な表現で片付けている。とくに「突然変異」は、なにがなんだか分からないと言っているのと同じ意味である。これでは誰も納得がいかないのではないか。

そうではなく、食べたものが血液になり、その血液が細胞になるという千島学説を受け入れれば、がんの問題はいとも簡単に解明されるのではないか。

がんの原因は、気のもちかたと食の問題と、加えて自分の体を適度に動かすという、千島学説が唱える「気、血、動」の不調和からきていると考えられている。つまり、精神の安定と正しい食生活に加え適度な運動をすることで、きれいな赤血球が保たれることによって、がんもあらゆる病気も発症しないのである。またがんにかかっても、原因を追究することで治すことが可能なのである。

この説が広く理解されれば、がんは特別に恐ろしい病気ではない。予防は可能だし、治療においても見通しがたてられるのではないか。しかし、残念ながら現代医療は未だにこの考えをとりいれていない。

がんの原因は血液が汚れることによることがわかった。では、なぜ血液が汚れるのかを詳しく考えてみたいと思う。

血液はなぜ汚れるのか

（一）血液は食べもので汚れる

がん患者の増加傾向を見れば分かるように、食の欧米化と軌を一にしている。食の欧米化とは、日本人がほとんど食することのなかった肉などの動物性蛋白質を過剰に摂取してきた。特に食べ過ぎた肉、卵、牛乳などの食品は腸内にとどまり腐敗しやすく、腸内で腐敗すると、アンモニア、硫化水素、フェノール、アミン、インドールなどのいろいろな腐敗物質が腸内で発生する。

この腐敗物質が腸壁を通して血液の中に吸収され血液が汚れるのである。その汚れた血液が血流に乗り、全身を巡り体細胞に辿り着き、滞る。

また、白砂糖、白米、白パンなどの精白食品。ハム、ソーセージ、練り物などには食品添加物（化学物質＝石油製品）が混じっている。化学肥料や農薬漬けの野菜などが知らぬ間に人体に入り込んでしまっている。

また食物のエネルギーとがんとの関係も大切である。

たとえば、動物性蛋白質は収縮・下降する陽性のエネルギーを持っている。身体の下部にできる大腸がん、子宮がん、前立腺がんは、肉、卵、ハム、ソーセージ、エビ、カニなどの食物を過剰摂取する人に多発している。

また、インスタント食品や砂糖類、果物、清涼飲料水、アイスクリーム、ビール、ウイスキー、化学薬剤などは拡散・上昇する陰性のエネルギーを持っている。これらの食品を日常的に摂り過ぎると、咽頭がん、舌がん、脳腫瘍など身体の上部にがんが発症する。白血病も陰性のがんである。

このように、**陰陽の両方の食物の過剰な摂取により血液は汚れてしまう。若い人でもがんになる人が増えているが、特に食べすぎには注意である。**病気の陰陽、体質の陰陽、食物の陰陽はがん以外の病気にも重視が必要である。

（二）血液はストレスで汚れる

食生活と同様に、がん発症の原因がいちばん多いのがストレスである。特に、胃ガンが典型的で、なにか不吉な知らせや不幸があると胃部が締め付けられ、胃に痛みも感じる。心労が重なると、鳩尾が硬くなり強張り消化能力も衰え、同時に自律神経に不調和が生じる。自律神経のバランスがくずれると低体温になり、多くの病気の原因となっている。人間の体は交感神経と副交感神経の二つの自律神経で微妙にバランスをとりあっているのだ。

人間の神経には、知覚神経、運動神経、自律神経の三つがあって、知覚神経と運動神経は大脳と小脳が統制している。自律神経は大脳や小脳の統制を受けない神経のことである。手足の動きや歩いたり走ったり自由に動かすのは知覚神経と運動神経で、心臓の動きや腸など臓器の動きをコントロールしているのが自律神経なのだ。

交感神経と副交感神経という二つの自律神経がおたがいに拮抗している状態がバランスの取れた健康状態なのだ。

交感神経が体を支配すると、血管が収縮して血圧が上がり、心臓の拍動を高め、胃腸の働きは抑制されるが、反対に運動や仕事をするときは脳や筋肉を活動的にさせる状態になる。

副交感神経が体を支配すると、交感神経が体を支配する状態と反対の状態になるのだ。つまり血圧は下がり、心拍が緩やかになり、胃腸の働きが活発になる。したがってストレス状態が続くと自律神経のバランスがくずれるのはこのためなのだ。

そして交感神経も副交感神経も支配が過剰になるとどちらも病気を発症する。交感神経の過剰は、胃潰瘍、十二指腸潰瘍、肺炎など。副交感神経の過剰はぜんそく、アトピー、花粉症などである。

また自律神経は、臓器と同じように白血球の増減と働きをコントロールしているのだ。交感神経が過剰に支配すると白血球の顆粒球が増加する。白血球には大きく分けて顆粒球とリンパ球あり、顆粒球は老廃物や細菌を処理し、リンパ球はがん細胞やウイルスを死滅させている。

ところが交感神経の過剰が優位になると顆粒球が増加し、優位がさらに過剰になると顆粒球は死滅する。その際に発生する活性酸素によって体のいたるところで組織が破壊され、血液も酸化してドロドロ血になる。血のめぐりが悪くなると低体温になり、様々な病気の原因となる。実は副交感神経の過剰が過ぎるとやはり交感神経と同じように血流障害が起きて低体温になるのである。

交感神経と副交感神経がバランスよく働いていると、顆粒球とリンパ球の数値や働きもバランスがとれているので、病気に対する抵抗力も保たれるというわけである。

つまり免疫力は、自律神経によって支配されていることになるのである。

（三）血液は働き過ぎ・運動不足・薬でも汚れる

血液の汚れは食べ物とストレスだと述べてきた。米や麦に代表される穀物、野菜などに使われている農薬、食品の添加物、保存剤なども摂取してしまっている。また残業続きや睡眠不足など、いわゆる働きすぎで交感神経が過剰となり、乱れた生活や運動不足が続くと副交感神経が過剰となって血液が汚れてしまうことも分かった。

しかしもう一つ交感神経を過剰にしているものがある。それは病気の治療に必要とされている薬なのだ。薬は体にとって実はストレスなのである。特に抗生物質は農薬や食品保存剤にも使われているが、ペニシリンやストレプトマイシンなどの抗菌性物質としても化膿や感染症の治療薬として使われている。抗生物質は交感神経を過剰にさせる薬である。そのほか循環器系でも血圧を下げる薬なども要注意である。

最後に薬のストレスでとくに注意が必要なのは鎮痛剤の飲みすぎである。鎮痛剤は交感神経の過剰支配を抑える薬であるが、神経が鈍感になるので、風邪による発熱や頭痛、生理痛など市販薬として簡単に手に入る。**しかし長期間、飲み続けると交感神経にブレーキが効かなくなって顆粒球が増え、活性酸素が大量に発生する。鎮痛剤を長く飲み続けるとがんになると言われている。**高齢者ががんになるのは、鎮痛剤を長く飲み続けた人が多いからだといわれている。

また、ステロイド剤や抗がん剤も同様に絶対続けてはいけない薬である。

つまり、薬によるストレスを避けるためには、どんな薬でもできるだけ飲まないことである。

なぜ、治るはずのがんが治らないのか

がんはもちろん、あらゆる病気は血液の汚れ・滞りが原因であると繰り返し述べてきた。だとすれば、血液の浄化こそ絶対条件になり、いかに血液をきれいにし循環させるかであろう。

だが、現代医学・医療は、がんの原因も特定できずに、がんの患部を診て切除して取り除くことが治癒という考えである。そもそもがん腫のすべてを取り除くことは不可能ではないのか。がんは全身病で、単に局所の病気でないからだ。

また、現代医学・医療は毒ガスともいえる抗がん剤を投与しているが、がん腫はいささか小さくなっても、また、より大きくなる。さらに人があれほど恐れている放射線も照射している。

がんの切除は、たとえばがんが大きくなりすぎていて、他の臓器を圧迫していて日常生活に困難を来している場合、あるいは大腸がんが大きくなり過ぎていて、排便が

非常に困難な場合は致し方ないので手術は必要である。

がんを摘出して取り除いたとしてもがんは治ったとは言い切れない。それは全身の汚れた血液をきれいにして、がん体質から逃れる必要があるからだ。

がんを切除して、一時はほっとするもののがん体質が変わっていなければ、がん患者はいつまた再発するかと、日々怯えざるを得ないのである。

現代医学・医療は五年の生存を以ってがんは治癒したと見做しているが、たとえ五年生存しても、再発する人は実に多い。実際にがんの切除後も抗がん剤などで合併症や後遺症に苦しむ人が絶えないのは、正しいがん療法とはいえないのではないか。切除は療法と言えないのではないか。疾患をとり除いても、血液の悪化という原因が解決されていないから、同じ病気の再発が起こるのである。

日本の医療制度は、西洋医学一辺倒から脱却して東洋医学の見直しや、千島博士の学説などに真摯に耳をかたむけなければ、永久的にがんの死亡率を下げることなどできないのではないのか。

現代のがん治療は疑問

千島学説では、現代のがん治療について次のように述べている。

「食事をはじめとする生活の改善をはかれば、がんの進行はとめられるし、がんを自然治癒に誘導する可能性は残されている。

だが医療の実態は、まず手術という考え方がその基本で、それができない場合は、抗がん剤投与、放射線療法となる。とにかく切るか、焼くか、溶かすかという方法しかもっていない。がん細胞との調和という平和的な療法はないのである。

直截的な言い方をすれば、切って、切って切りまくっているという感じである。そこには生命とか生体に対する尊厳が忘れられているのだ。やはり西洋思想においては、人間もひとつの物質であるという見方があり、病気は完全に悪なのである。疾患の部分はもう必要ないものだという考え方に立っている。

何がなんでも手術に反対だとは言わない。治療の最後の手段として時には必要であろう。しかし、あまりにも安易に体を切りきざむ医師と、それに同意する患者の軽薄なこの頃に、つい批判したくなる。たしかに患部をとり除けば苦痛は消え、たいへん効果があったかにみえる。だが、生体が失ったものは永遠に戻ってはこない。

乳がんで乳房をとり除けば、当然、乳がんにはなりようがない。しかし、それでは根本の解決にはならない。病気の部分を生体から切り取ってしまうのではなく、その部分を健康な状態に戻すべく努力をすべきではないだろうか」

医師から胃の全摘出手術を勧められる際に、患者さんに示された説明文書には、「まれに、手術後、がんが急速に進行し、致命的になることがあります」と書かれている。がん摘出手術をするとがんが急速に増殖するという説明である。

元、慶応義塾大学医学部の放射線技師でもあった近藤誠医師は、この「まれに」とあるのが曲者だと言う。近藤医師は、次のように言っている。

①おそらく過去に、術後あっけなく亡くなった患者さんの遺族とトラブルがあり、そ

れで説明文を改定した際に、がんが暴れる可能性を記載したけれども、「まれに」と入れた。

②こうしておくと、がんの恐怖に怯える本人は安心して手術を受けてくれる。

③本当は、「まれに」ではなく、休眠がん細胞が潜んでいたら、手術によってがんが暴れだすことは必至なのである。

その病院では、いまも術後に患者が次々に早死にしているはずだが、「お父さんは、まれな事象に当たってしまわれた」「本人は、がんが暴れる可能性を承知して、手術に同意しています」と、患者本人に責任を転嫁しているのではないか。

がん摘出後に、なぜ、がんが増殖するのか。がんは全身病で、全身の汚れた血液を一カ所に集めて腫瘤（はれもの、こぶ）を造り、がんを排泄しようとする。乳がんに典型的に見られるが、自然に乳房に穴があき汚れた血液がどんどん排泄されることがある。

その例として、筆者の知人の妹さんが乳がんになったが、医師には一切かかわることはなく、整体協会の活元運動（神道由来の）のみで治癒したのだ。その治癒過程では乳房に自然と穴があき、そこから繰り返し悪臭に満ちたドロドロの汚れた血液が、それこそ、何ℓも出たという。がんは、いわば、汚れた血液の浄化装置ともいえる。がんの治療の選択は患者自身にもある。がん検診でがんがみつかると、医師は、がんはすぐに転移して広がるため、すぐにでも手術が必要だと説明するが、初期のがんの進展は医師が言うほど早くはないといわれている。私たち一人ひとりが治療についての正しい判断が必要である。

抗がん剤の副作用と審査

抗ガン剤の由来は、第一次世界大戦で使われた化学兵器の一つであるマスタードガスである。この毒ガスをあびると皮膚が糜爛し、炎症によって皮膚や肉が破れてただれる状態になる。マスタードガスはドイツで開発され「細胞分裂を抑える」抗がん剤として誕生したが、人体にも無差別攻撃する強い毒物であり、免疫力低下や吐き気、嘔吐、発熱、下痢、白血球減少、血小板減少、肝機能障害など、列記できないほどの副作用があるのだ。

また、抗がん剤は、患者が四週間までに死亡しなかったか、患者のがんが一〇%縮小したかの二つの臨床試験に合格すれば、抗がん剤として承認され市販薬として医師は患者に投与することができる。さらにこの後も延命効果があるかなどの実験が繰り返され、効果なしと判明した場合は抗がん剤としての認可が取り消されることになっている。だが取り消された例はあまり聞いたことはない。

わが国では、薬事法により「薬」として厚生労働大臣の許可を取るためには、薬事審議会の審査をパスしなければならない。審査では効用のみならず副作用も重要視されるのが一般的であるが、抗がん剤の場合、一般の薬とは審査基準が違う。

抗がん剤は、副作用に関してまったく問題にされないのである。抗がん剤は、もともと猛毒という前提だから、副作用を問題にしては薬にならないからである。ワクチンにも同じことが言えるのではないか。

このように患者に投与を続け四週間だけ観察し、がんが少しでも縮小していれば抗がん剤として厚労大臣に認可される。四週間以降、副作用がどうであろうと、再びがんが大きくなろうと、まったく問題にされないのが抗がん剤の認可審査であり、特別扱い基準なのである。

マスタードガスから開発された抗がん剤であるが、その後も新たな種類の抗がん剤が誕生していて、そのたびにがん治療の進歩が伝えられ喧伝されてきた。

現在までの抗がん剤の治療では、手術の前後や放射線治療の補助として使って、がんの根治を目指すことはできても、抗がん剤だけでがんを全滅させることは不可能である。抗がん剤はあくまでも延命治療の位置付けでしかないことを知るべきである。さらに抗がん剤治療は費用もバカにならない。がん治療はいまや病院経営のドル箱になっているのだ。日本の医療制度などは後で述べたいと思う。

抗がん剤専門医師の多くは、抗がん剤でがんが治癒するとは思っていないという。抗がん剤を勧める医師は、がん患者には抗がん剤投与を鬼気迫る勢いで勧めるという。

筆者の知り合いの女性が、大腸がんの妹さんの付き添いで一緒に行って、その医師に抗ガン剤投与を断ると、途端に不機嫌になり、「ご縁がなかったのですね」と言われ、「今度会うときにはご愁傷様ですね」とも言われた。

この言葉を一緒に聞いた妹さんは、頭がパニック状態になり、姉の制止を振り切り、医師の言うまま抗がん剤投与を受け入れた。しかし、一年も経たないうちに、副作用の苦しみの中で死を迎えてしまったという。

医師の脅迫にも似た、抗がん剤などの投与に対しては、あくまでも任意である。患者側も正しい判断を身につけておく必要があるのではないか。

放射線療法と被ばく

福島第一原発の放射線漏れは、地域住民のみならず日本国民に放射線の恐怖を与え、原発から漏れてくる影響で毎時二〇µSv（マイクロシーベルト）の放射線が人体に影響があるような不正確なテレビ報道が連日放送されてきた。

毎時というのは一時間に一度二〇μSvの放射線をあびるということだとすると、一週間で一mSv（ミリシーベルト）以上もあびることになる。

ＩＣＲｐ（国際放射線防護委員会）は、一般の人の放射線量の一年間の限度を一mSvと定めている。一mSv以下であれば安全なのだ。

福島では、拡散した放射線を年間一mSvに抑えようと巨額の税金が投入された。年間一mSvの放射線量は、人体にまったく影響を与えることのない、基準値を下回る数値である。しかしながら、この放射線量に未だに怯えているのは、正しい情報が身についていないことである。そして現在も原発の存在そのものを否定する人は多い。

がん治療の放射線は、身体に直接照射するので影響は大きいはずである。放射線の被ばくは、「速さと線量」が決定的である。放射線は一定の線量を超えれば実に恐ろしいものである。だが、命に別条のない福島の放射線が及びもつかない線量の放射線を、がんを治すためだと言ってがん患者に一〇Gy（グレイ＝治療部位が放射線から受けるエネルギー量）以上も浴びせている。その結果、がん患者の身体はいかなる状態になるのかは明白である。
日本の医療被ばくは、世界の〇・六mSvに対して三・八七mSvで世界一である。世界のCTスキャナの三分の一は、日本の医療機関に設置されているという。CTスキャン一回で六・九mSv被ばくすると言われていて、福島の基準値をはるかに超えているのだ。
CTスキャナが身近にあり、あまりにも安易に使われるため医療被ばくがおびただしくなっているのだ。

また、頭部X線被ばくは一回二・〇mSvだが、胃のX線は〇・六mSv、胸部X戦は〇・〇五mSvと、時々の検査であれば、身体への悪影響はない。しかし、CTスキャンの被ばく量は、胸部X線検査の一〇〇倍以上で、発がん率の上昇の一因になっていると言われている。

筆者の友人は、大腸ガンが肝臓まで転移していた。体調は少々くたびれやすかったが、日常生活は送れていた。しかし、医師が繰り返し放射治療を勧めるので、断り切れず一度だけならと受けたのだった。しかし、急激に体調を崩し顔はやつれ血の気もなく、食欲もなくなり、体力も衰え、あっという間に死を迎えてしまった。

放射線医師は、放射線療法は治療部位のみに放射線を照射して、がん細胞を破壊して消滅させたり、縮小する療法であると説明している。また、骨転移による痛みや脳腫瘍による神経症状を和らげるために行うと説明を加えている。

では、放射線療法を施されると身体はいかなる状態になるのであろうか。放射線療法による副作用は急性（放射終了直後）と晩発性（放射終了半年後から数年後）の二種類に分けられるが、起こりうるほとんどの副作用は急性のものである。

まず、疲れやすくなり、食欲不振、貧血、白血球減少、皮膚の変化（火傷）、頭痛、幻覚症状、耳鳴り、脱毛、頭皮の発赤、吐き気、嘔吐、飲食時のつかえ感や痛み、味覚変化、口の渇き、咳、発熱、息切れ、腹痛、下痢、頻尿、排尿困難などの副作用が加わり、抗がん剤同様に人によって限りないほどの副作用に苛まれるのだ。

なぜ、これほど身体を痛めつける放射線療法が、がん治癒に必要だとする医師たちの考えが不思議でならない。

日本のがん治療は、まず手術という考え方が基本で（最近は、抗がん剤治療をしてから手術をする方法が広がっている）、それができない場合、抗がん剤の投与、放射線療法となることは前にも述べてきた。これをがんの三大療法として堅持してきた。保険も適用されるため、患者は医師の強引かつ脅しのような勧めで、三つの療法を受け入れてしまっているのが現状だ。

がんを治す道

病気は万病一元。血液の汚れ、滞りが病気の原因となっている。またストレスによる自律神経の不調和により、がんが発症しているといわれている。だとすれば、血液の浄化と自律神経の調和をはかることが病気を治す早道ではないのか。

薬は、石油などから作られる化学薬剤といわれ、投与されると一時的に痛み、かゆみ、精神的な疾病を抑え、緩和してくれる。このことを医師も患者も思い間違えることが多い。これらの症状は一時的に押さえこんでいるに過ぎず、やがて症状は繰り返すのである。

医師はもちろんだが、私たちも身体に悪いもので病気を治すには限界があるということに、もっと早く気が付くべきだったし、人間自身が本来もっている抵抗力や免疫力（自然治癒力）を薬で痛めつけて治そうと思うのはおかしいのだ。

『隠された造血の秘密』の著者である酒向猛医師も、緊急医療は必要であるが、現代医療の九割は無駄な療法であり、本当に必要な緊急医療は一割程度に過ぎないと言っている。抗がん剤や放射線は免疫力を抑制し、身体を衰弱させ、がんと闘う力を弱めている。

現代医学では、がんは限りなく増殖して死に至ると結論づけるが、がんが増殖して死ぬのではなく、抗がん剤の猛毒や放射線被曝により、消化器が著しく機能低下を来し、食が細くなり、最後には水分補給がやっととなり、痩せ細って死を迎えるのである。また、抗がん剤投与や放射線照射により肺炎を起こし、肝臓などあらゆる臓器が機能障害を起こし、臓器不全で死に至らしめているのである。

がんを治す道は、「血液はなぜよごれるのか」の項で述べた理由を正すことによって開かれるはずであるし、がんの原因を改めて考える必要がある。

その一つは、自分の生活パターンを見直すことである。ハードワークで毎日残業が続く生活をしていなかったか。不規則な生活で睡眠時間や不規則な食生活を軽視していなかったか。つまり無理な生活習慣からがんが発症していることを自覚することである。

次に、がんを宣告されると、誰でも恐怖感におそわれる。恐怖はストレスとなって交感神経を刺激して活性酸素による組織破壊などを起こしてがんの原因となる。がんの恐怖感から逃れるために大切なことは、がんは死ぬ病気ではないこと、慌てずにがん治療を自分自身で判断をしていくことである。

三つ目は、免疫を抑制するような治療は受けないことである。大腸がんのようにがんの腫瘍で大腸がふさがれ排泄ができないために手術が避けられないような場合もあるが、手術、抗がん剤、放射線などの治療は受けないことである。がん患者の体験報告では、この三つの治療を断ってがんが治ったという報告はあっても、手術、抗がん剤、放射線によってがんが治り、5年以上経過しても健康だという報告はほとんどないのである。

最近は自律神経の支配が、がんに関わっていることが本などでも伝えられ、ストレスを受けない穏やかな生き方をつづけると、がんが自然と消えていくという体調しだいで発症を繰り返しているとも言われている。

欧米ではすでに医療の不合理性に気づきはじめており、従来の医術のあり方への反省から人道医学が提唱されている。病気の症状は医者でも治せるが、真の治療ができるのは病気にかかっている本人だけだという認識が高まり、患者の自主性と人間らしく生きるという願いは、人間らしく死ぬ権利の主張でもあるのだという。

しかし、**六〇歳以上の日本人のほとんどが、直径一㎝前後のがんを持っているといわれている。それをがん検診などで発見され、そのまま放置していても一生、支障がないものを、がんの治療は遅くなるほど手遅れになると強調され、がんの恐怖から逃れられずに、医師が勧める治療を信じてしまう人がほとんどである。**その結果、がんは二人に一人が発見され、四人に一人が死亡するという現実が続いている。日本では三〇年以上も抗がん剤を使い続けている。その結果、がんによる死亡率が増え続けているのは、先進国では日本だけである。

海外ではがんになっても手術をしない国もある。臓器の温存が優先されているのだ。日本では手術が一〇〇%である。海外の趨勢に従い、がんは治る病気であり、治せる病気へと一日も早く改革に向けて医師も国民も脱却しなければならないのではないか。

がんの免疫療法剤

京都大学特別教授の本庶佑博士が、ノーベル医学生理学賞を受賞した理由は、がんと免疫に関する仕組みを解明したこと。そして、それを免疫療法剤『オプジーボ』の開発に結び付けたことである。

オプジーボは、ガン免疫療法に用いる薬剤で、一般名はニボルマブ。日本では、二〇一四年七月に切除術による根治が期待できない悪性黒色腫の治療薬として承認され、同年九月から小野薬品工業が販売を開始した。

その後、一五年一二月に非小細胞肺がん、一六年九月に腎細胞がんにも適応が開始され、二〇年二月、食道がんと一部の結腸、直腸がん治療についても承認された。

人体には、がん化した細胞を見つけて排除する免疫システムが備わっているが、がん細胞には、これを無効化して増殖する性質を持つものがある。オプジーボは、がん細胞が免疫システムを無効化する仕組みを阻止する働きを持つ、免疫チェックポイント阻害剤の一つである。

従来の抗ガン剤が、がん細胞の分裂を抑えて増殖させないようにするものであるのに対し、免疫チェックポイント阻害剤は、人体に本来備わっている免疫システムを再活性化することで治療する新しいタイプの抗がん剤として開発されたのである。

オプジーボは、果たして、免疫システムを再び活性化することができたのであろうか。

そもそも、あらゆる病気もそうだが、がんも体内に滞った老廃物・不要物を排泄し、健康な身体に戻す症状である。

オプジーボは、新しいタイプの抗ガン剤であり、強力な化学薬剤で、これでがんを克服することが可能になるなどと、一部のマスコミで話題となったが、免疫システムを再活性化させることができず、問題の副作用もあることが判明してしまったのである。

『がんと闘うな』の著者である、近藤誠医師が、オプジーボと既製の抗がん剤を比較したデータによると、**オプジーボの有効性はまったく認められず、抗ガン剤よりもオプジーボの効用が悪いという結果が出たという。**さらにオプジーボにはものすごい副作用があり、ある意味では抗ガン剤以上という結果であった。

また、ＷＨＯ（世界保健機関）に報告されたオプジーボやキイトルーダなど「免疫チェックポイント阻害剤」の副作用死は六一三例あると報告している。その内訳は、

・大腸炎　二二五人
・肺炎　一四二人
・肝炎　一二四人

・脳神経の障害	六八人
・心筋炎	五二人
・筋肉炎	三四人
・骨髄の障害	一九人
・副腎ホルモン低下	一七人
・下垂体炎	一五人
・腎臓の障害	一一人

（近藤誠著『眠っているがんを起こしてはいけない』飛鳥出版より）

病気に難病などあり得ない

繰り返し述べてきたように、病気という症状は、身体を健康体にするために体内に蓄積された不要物、老廃物などを外に排泄しようとする。たとえば、風邪をひくと身体は体温を上げて発汗させ、不要なものを汗と一緒に外に排泄させようとする。このときの高熱が病気のサインなのである。

人体には神様が与えてくれた常在菌や抵抗力、免疫力など不要物を取り除き活性化させる治癒機能が備わっている。それを科学の進歩などと言って、病気の原因も把握しないまま勝手に薬をつくり、神様がくれた宝物を阻害してきたのである。だから風邪薬というものはないと言われてきたのだ。しかし、熱が発生するとすぐ風邪薬を購入して飲み、排泄作用をわざわざ阻害させているのだ。実にもったいない話ではないか。風邪をひいたときは、食事を控えて体を温め、汗を出して一晩ゆっくり休めば治ってしまう。

したがって私たちは、病気のサインを理解し正しい判断を身につけて、不要な薬は服用せず、免疫力を信じて抗がん剤、放射線など受けなければ、がんは難病でもなんでもない病気なのではないだろうか。

では、なぜ難病などというものが生まれたのだろうか。厚労省は実に多くの病気を指定難病にしています。亜急性硬化性脳炎、悪性関節リウマチ、アジソン病など一一〇の病気を難病にしている。

身体のさまざまな反応や症状を元に戻し、健康体にするための働きを、薬という化学薬剤の投与により止めて、抑えてしまえば、身体はどうなるのか。

難病こそ、薬によって引き起こされているのではないか。治るはずの病気が、治らなくなっているのである。

第三章　医者に頼らない知恵と判断

ここまで、私たちの病原に対する対応、現代の医療への疑問などをとりあげてきた。

また、これまで世の中を豊かにしてきた資本主義がめざしてきたものは、利益の追求である。だが、それが行き過ぎると弊害も生じ、科学技術や食料問題、地球環境問題など様々な分野に顕著に現れている。なかでも日本の医療界には利益優先がもたらしてきた歪んだ医療制度が、いかにも堂々と継続されているのである。

この章では、その中でもとくに著しい日本の医療、健康に関する偏向や問題点をとりあげてみたいと思う。

化学塩と自然海塩を、一緒にするな

「どうして海の水が塩辛いのか？　塩という字にはなぜ土の字がついているのか？まず土はどうしてできたのか？　土は草木の死骸だということ。草や木が光合成と原子転換を繰り返し、その草木の体内でミネラルを合成して蓄えてくれる。そして枯れると、この草木を食べて糞にしてくれるのが、土の中で生活するミミズや昆虫、微生物やカビ（菌）である。草木が土に変わって、約一㎝の土の厚さになるのに一〇〇年かかるという。このように植物は永い年月をかけて、ミネラルの一杯入った土になる。

土の中のミネラルを海に運んでくれるのが雨水。川から海へミネラルを運んでくれて、海の水は太陽に熱せられて水蒸気となり、天へ舞い上がり（水蒸気の中にはミネラルは含まれない）冷やされて雨となる。この繰り返し（循環）の中で、初めて真水であった海水がだんだんと濃くなって、一〇〇種類ものミネラル（元素）を含み海塩（海水）となってくれたために、海に生命が次々と誕生していったものと思われる。お母さん達のお腹で赤ちゃんを育てる羊水の塩分濃度が約一％ぐらいだから、人類の元はこれくらいの海水濃度で誕生したものと推測される。現在の海水濃度は約三％ぐらいである。

植物は光合成と原子転換でいろいろなミネラルを作り出すことができるが、動物はミネラルを作り出すことはできない。私たちの体は植物が作ってくれたミネラル海塩を血液中に蓄え（血を舐めると塩辛い）、各臓器内でその血液中のミネラルを原子転換して肉体に必要な酵素を作り出す。その酵素が体内でホルモンを作り出したり、毒消しの薬を作ったり油を分解したり、糖分を分解したりして、私たちの肉体を快適な、健康な状態に保ってくれている。

（大分県「なずなの塩」パンフレットより引用）

いまの日本人の大半は、塩切れ（ミネラル不足）状態である。日本人の米と野菜を中心にした食生活では、一日で一八gのナトリウムを消費するといわれ、塩をしっかり摂らないと、間違いなく塩切れになる。

ところが、世の中は「減塩、減塩」で、さまざまな病気の元凶が塩の摂り過ぎであるかのように声高に叫ばれている。しかし、これはとんでもない間違いで、事実はまったく逆なのである。

いまの日本人は、肉や魚、砂糖類をはじめとする酸性食品を多く食べている。血液が酸性側に傾くと粘度が高くなって、べとべと血となり、毛細血管の末端まで流れにくい状態になる。すると細胞の末端にまで血液を送るために、心臓は仕方なく圧力をあげる。こうして現れるのが高血圧症なのだ。

現代医学は、高血圧を招く主原因を塩の摂り過ぎだととらえて、塩の摂取量の基準を一日三〜五gと定めた。

高血圧症と判断されると、血液をさらさらにするカルシウム拮抗剤などの降圧剤が処方される。降圧剤は単なる対症療法で根本的な治療ではないので、飲むのをやめると血液はすぐにべとべとと血に戻ってしまう。場合によって脳梗塞や心筋梗塞を招くため、降圧剤は手放せなくなるのだ。

しかし、**実際は、ミネラルをたっぷり含んだ自然海塩を摂れば、血圧は正常に戻る。自然海塩はアルカリ性なので、酸性の血液を中庸にもどすため、血液はさらさらになり血圧も正常に戻るのである。大事な点は、ナトリウム九九％の化学塩では血液はさらさらにはならないのである。**

食品会社や医師はもちろん、調理師、栄養士、マスコミも含めて、この塩の違いを明言しないため、消費者は区別することもなく、減塩を真に受けているのではないか。化学塩は毒であり、ミネラル不足によりさまざまな弊害を体に及ぼす塩である。それは、自然海塩は水に溶けるため余分な塩分は尿と一緒に体外に排出されるが、化学塩は水に溶けないため、体内に悪い化学物質を残すからである。

当然のように、味噌や醤油、漬物などに使われる塩はもちろん、その他、多くの食品にも、化学塩が使われている。しかし、原材料などの表示をみても、自然海塩と化学塩の区別は記されていないのが現状だ。消費者は可能なかぎり確認が必要なのである。

良い塩は、植物細胞や動物の体細胞の水分を調整している。危篤の重病人に打つと息を吹き返すといわれるリンゲル氏液は、一%の食塩水でできているため、輸血の代わりにもなっている。塩は草木のエキスでもあり、動物にも人にも不可欠である。家畜に十分に塩を与えないと子を生まないことは、よく知られている。

私たちの心臓を動かしているのは、塩の力（陽）と宇宙の電気の力（陰）である。

心臓には一〇〇〇分の一V《ボルト》の電気が流れているが、電気は陰性なので、心筋をゆるませて膨らませ、心房にたまっている血液を心室へ吸い込む。そして塩は極陽なので心筋を縮ませて圧力をかけ、血液を左心室から全身へ、右心室から肺へと押し出す。これが心臓の拍動である。つまり血液の塩分濃度が正常に保たれてこそ、心臓は正常に働くのだ。

ところが、減塩、減塩とすりこまれ、そのうえ化学塩を食べつづけ、ミネラル不足になって病気になり、病院へ行くと石油から作られた薬を飲まされる。そして、本当に深刻な病気へとすすむ。この簡単な原理が伝わらないのである。科学的に合成された薬は、本当の薬ではない。本当の薬は字が示すように、「くさかんむり」に「たのしい」で、植物から作られたものこそが本物の薬であり、病気を治して体を楽にさせてくれるのだ。


わが国では、血圧の正常値は年齢に関係なく、一三〇㎜Hg未満と定められている。かつて基準値は一五〇㎜Hgだったが、一三〇に下げたとき、新たに二〇〇〇万人の「高血圧患者」が増えた。この結果を歓迎したのは医師であり病院である。

そもそも、赤ちゃんから老人まで、同じ基準値で扱われていることが疑問ではないか。**血圧の正常値は、「年齢＋九〇±一〇」が正しいといわれている。たとえば四〇歳の人の場合、「四〇＋九〇±一〇」で、一三〇が正常値であるが、プラスマイナ**

ス一〇なので、実際は一二〇〜一四〇の間が適正な数値である。

（『食の命　人の命』より）

がん細胞は健康な人にもある

千島本には、がん細胞の存在についても触れている。

「四〇歳を過ぎれば、ほとんどの人ががん細胞をもっている。そのがん細胞を病院の検査で発見され、現代医学の治療を受けた人たちが死んでいる。がん細胞は、食生活をはじめとする生活改善をすれば、それ以上大きくならない。いや、それどころか小さくなっていく。がん細胞が消滅しないまでも、がん細胞と共存して生きていくことができる。病院で過酷な検査を受け、手術、抗がん剤投与、放射線を照射された患者は、正常細胞を痛めている。その結果、腸の絨毛をやられた人は、ほとんど回復しない」

一九八二年八月二九日の毎日新聞夕刊で報道された「健康人でも体内に微小がんを持つ」という記事がある。その記事によると、

「東京都養育病院と社会福祉法人浴風会病院などの解剖結果によると、**高齢者の約五〇％にがんが存在し、これらのがんの大きさは二〇㎜程度に達するものもあり、早期がんクラス。微小がんを経たあと大きくなったと考えられるが、このようながんをもった人たちも、生前はがんだという診断は下されなかったし、症状もまったく出ていない。**こうしたことから、ほとんどの人はなんらかのがんを体のなかにもっている。臨床がんは、そのうちのごく一部のものが顕在化したものと推定される、と結論づけた」

がんは健康な人でももっていると考えたほうが正しい。それを早期に発見して手術する医者の行為は間違っている」

この千島学説と新聞記事から、**がん細胞はほとんどの人がもっているが、病院ではそれを承知の上で、ほとんど治療対象にしていない。これが四〇年前のがん細胞の認識なのだ。**それが、「がん治療は早いほど命を救う」という発想のもとに、がん検診で多くの人のがんを見つけて、手術、放射線、抗がん剤の治療に及んでいる。ほとんどの人はその副作用に苦しみながら亡くなっている。現代のがん治療の真意は何なのか。

その理由は一つ、病院の利益の追求である。

がん検診には、自治体が行っているものと、医療機関の人間ドッグがあるが、前者の費用の大部分が公費で低価格や無料で受けられる。胃がんは五〇歳以上の男女が対象で、二年に一回の受診。肺がんと大腸がんは四〇歳以上の男女で、年一回の受診。子宮頸がんは二〇歳以上の女性、乳がんは四〇歳以上の女性で二年に一回の受診が目安であるという。

このように検診対象や検診内容も決められていて、費用も無料に近い。しかし、がん検診はアリ地獄のようでもある。そこでがんが見つかると、医師が勧める治療からなかなか抜け出せないのだ。受ける前に、がん治療の副作用や治療を受ける正しい判断の検討が必要である。

抗がん剤は薬事法に違反

薬事法の一四条は、「承認申請に係る医薬品の効能、性能、副作用を審査して、効能、効果に著しく有害作用があり使用価値がないと認められたとき承認は与えない」と定められている。

二〇〇二年七月、申請から五カ月という異例のスピードで、世界で初めて日本が承認した肺がん抗がん剤イレッサ（製造販売アストラゼネカ社）は、承認前から副作用が少ないと宣伝されていたが、二〇一一年九月までの公式発表だけでも八三四人が副作用である間質性肺炎で死亡している。

このように被害者が拡大したのは、承認前の動物実験や国内外の臨床試験で、致死的な間質性肺炎の発症を示す情報が蓄積され、**死亡者が出ていたにもかかわらず、アストラゼネカ社が利潤追求のために安全性を軽視して、十分な警告など安全性の確保措置を怠ったために未曽有の副作用被害であった。**

これは明らかに薬事法に違反しているが、当時の日本医師会会長は、がん患者をまるでモルモットにしているかのような発言をしている。

「副作用のない抗がん剤は、患者さんだけでなく医療従事者にとっても夢ですが、実際にはあり得ません。副作用のリスクを冒しても、治療の可能性に賭けるのが医療現場の実情です。とくに新薬の場合、効果の期待もある一方、承認直後に稀に起こる重篤な副作用などの未知のリスクは付きものです」

あまりにも挑戦的な発言ではないか。**その背後には、承認抗がん剤一品で一兆円とも伝えられる抗がん剤利権があるのだという。製薬業界と医学界は癒着おり、病院と政治がこれに加担して三〇年も続いているのが、現在の日本だと噂されている。**だとすれば、こんな荒稼ぎができる商品はないと言える。さらに抗がん剤の副作用を止める薬もあるのだから、患者を欺く治療法ではないのか。どう考えても薬事法など有名無実である。

「がんをきれいに取りました」はウソ

著者名がない『抗がん剤は効かない』という小冊子には、次のように紹介されている。

「がんは切って取れば治る。多くの日本人はそう思っている。日本では、手術、放射線、抗がん剤の三大療法が、国家によって半ば強制され、ほぼすべての医者がそれに従っているからだ。患者は素人だから、がん専門医に「切り取れば治る」と言われると、そう思ってしまう。

だから、手術が終わったあと、医者が「がんをきれいに取り除きました」と言うと、患者も家族もホッとして「ありがとうございました」となる。

だが、近藤誠医師によると、「きれいに取りました」という医者の言葉は、ほとんどの場合、ウソである。がんが一cm以下で転移がない場合は、きれいに取れる。しかし、腫瘍が二cmを超えるがんだと、すでに転移が始まっている。血管とリンパ管を通して、がん細胞が全身に運ばれている。さらに、医者が「きれいに取った」というのは、目で見えるがんのことであって、顕微鏡でないと確認できない微小ながんは対象外である。

手術でがんを取り除いたのに、なぜ抗がん剤を投与するのか？　それは、ほとんどのがんは、手術をしても完全には取れないからである。つまり、血管とリンパ管を通しての転移がんと、目に見えない微小がんが残るので、これを殺す手段である。

実のところ、がんの転移や増殖を止めたり、治したりするのは、患者の免疫力であり、それを担っているリンパ球である。ところが、抗がん剤はがん細胞の唯一の敵であるリンパ球を激減させるから、がん細胞は大喜び。患者の免疫力を極端に弱めて、転移を促進する。がんが小さくなったとしても、それは一時の現象であって、肝心の免疫力が極端に弱まっているから、やがてリバウンドが起こる。再発したり、他の臓器へ転移したときには、もはや打つ手がない。だから、抗がん剤でがんがよくなったり、治ることはあり得ない」

ちなみに、免疫の機能は、白血球の働きによる。白血球には顆粒球とリンパ球があり、顆粒球は老廃物や細菌を処理し、リンパ球はがん細胞やウイルスを死滅させる。**交感神経が顆粒球の数と働きを支配していて、副交感神経がリンパ球の数と働きを支配している。交感神経が優位だと顆粒球が増え、増えすぎると活性酸素を放射して粘膜を傷つけ、炎症を引き起こし、炎症が高じてがんになる。副交感神経が優位だとリンパ球が増え、がん細胞を撃退して死滅させる。**

交感神経と副交感神経がバランスよく働いていると、顆粒球とリンパ球のバランスもとれて病気に対する抵抗力や免疫力も保たれている。

マスメディアと巨大スポンサー

日本の現代医学が、執着する手術、放射線、抗がん剤の三つの療法に納得しない医師もいる。そのような医師たちは個人医を開業して、抗がん剤の乱用する実態を出版などで訴えたりしている。しかし、新聞やテレビが利権や癒着を報道することは皆無だ。前述のイレッサの裁判についても、新聞もテレビも状況報道にとどまり、問題視することもなかった。

マスメディアも、巨大なスポンサーである製薬会社の支配から逃れられないのである。SNSなどソーシャルメディアでは、抗がん剤の乱用や副作用などに対する告発的な意見も遠慮なく語られているが、マスメディアも国民に真実を伝えていない。せめて国民からの税金と聴取料でなりたっている放送局には、四人に一人ががんで死亡する日本のがん治療の実態を国民に真摯に伝える義務があると思う。

輸血の正しい認識

血液は、指紋と同じように一〇〇人いれば一〇〇人、一〇〇〇人いれば一〇〇〇人の血液型がある。学問上は適合型であっても厳密には不適合であると千島博士はいう。新鮮な血液であっても、異種タンパク質が含まれているため、受血者の生体は拒絶反応を示す。そして輸血後五〇日から一五〇日の潜伏期間を経て発病するといわれるのが、血清肝炎である。血清肝炎は全輸血者の二〇％の人に発生するといわれ、五人に一人である。実際にはもっと高いらしい。

また輸血のおそろしさは、医師自身がよく知っているといわれる。それは、輸血直後に起こる副作用の溶血反応である。不適合な輸血のため血液のなかに抗体ができて、外から入って来た赤血球を破壊し溶かそうとする反応である。

溶血反応が起こると頭痛を訴え、胸や背中が痛みだし、腎臓の機能がさがるため毒素の排泄ができなくなる。重症になると二〜三日で死亡する。溶血反応が起こったときの死亡率は五〇％で、二人に一人である。

このように輸血は危ないと知る千島博士は、血清代用液の開発が急務だと三〇年以上も前から主張している。**外国ではすでに輸血を避けて、リンゲル氏液や生理用食塩水、その他の代用液を使用して成功している例が多数報告されている。**代用液の開発には腐敗や変質のおそれがなく、保存に便利で安価なものでなければならないという。

このような開発にこそ研究を重ねて利益の追求をしてほしい。

しかし、日本では危険きわまりない輸血があたりまえのように行われている。一ℓ

の血液を失ったら一ℓの血液を補充するというのは、人間を機械と考えている医学を信じているからである。

最近、日本の病院でも患者の自己決定権を重視する風潮が高まりつつあり、輸血の拒否にも尊重してくれる病院も増えているといわれている。例えば、宗教上の理由による輸血拒否に対して「相対的無輸血」の方針に基づいて対応している。つまり、宗教上の理由で輸血を拒否する患者に可能なかぎり無輸血治療の努力をするが、生命維持のため輸血が必要と判断した場合には、輸血同意書が得られない場合でも実施するとしている。

また、患者の意思を尊重して、たとえいかなる事態になっても輸血をしないという立場の人には、他の病院での治療をすすめている。

日本では、危険きわまりない輸血は、変わらず続いている。これをなくするには輸血を拒否する強い信念を持つことが第一である。その信念を持てない人は、せめて輸血量を最小限にとどめるように、医師と相談することをすすめたいと、千島本は力説している。

アトピー性皮膚炎

アトピー性皮膚炎が日本に現れ始めたのは、一九六二年（昭和三七年）生まれの赤ちゃんからである。いまでは乳児から成人まで、実に多くの人がアトピー性皮膚炎に苦しんでおり、重症化した人も多い。問題は重症化する原因が間違った治療にあるのではないか。

「一九六二年のアトピーの出現は、化学肥料と農薬による薬づけの作物が市場に出回り、厚労省が認可した合成添加物を含んだ、命なき食品群が続々と家庭の食卓に入り込んできた時期と、ぴったり附合している。そうしたものを食べた母親から生まれた赤ちゃんに、初めてアトピーが出始めたのである。それまでは、アトピー性皮膚炎の赤ちゃんなどは、ほとんどいなかった。

アトピー性皮膚炎は、食べ物がいかに重要かということを、端的に物語っている。

原因は化学肥料や農薬に毒された作物、そして石油化学合成物質である。こうした**毒物を体内に取り込んでいくと、体は敏感に反応して毒素を体外に出そうとする**が、その結果として現れるのがアトピー性皮膚炎である。

したがって、アトピー性皮膚炎は病気ではない。原因となる毒物を体内に取り込まなければ、**つまり食事を正せば、アトピー性皮膚炎は必ず快方に向かうのである。それを病気だと思い込み、元から治そうとせずに病院に行ってステロイドのような強い薬を長期にわたって塗りつづけたりすると、皮膚は副作用を起こしてさらに症状が悪化し、汗腺がつぶれて汗が出にくくなっていく。ステロイド薬は百害あって一利なしである」**

★アトピー性皮膚炎の症状と主な原因

・首から顎にかけて真っ赤な発疹が出る
⬇
原因は小麦粉の中に含まれている化学肥料や農薬

・肘の内側や膝の裏側に発疹が出る
⬇
原因は肉、卵、牛乳の中に含まれる化

・目を中心に周りに発疹が出る
➡原因は大豆や米の中に含まれる化学肥料や農薬
・手首から先と足首から先に出る
➡原因は養殖の魚の中に含まれる毒。これは治りにくい
・膝から下に発疹が出る
➡原因は養殖のエビの中に含まれる毒

（『食の命 人の命』より）

アトピー性皮膚炎は筆者も経験しているが、身内にも重症化した者がいて、医者の勧めるステロイドを塗りつづけ、顔から首までゾウの肌のようになったかさぶたから血が流れだす状態まで悪化した。やっとステロイドの副作用だとわかり、民間の内科皮膚科のクリニックを探して、汚血除去療法に切り替えた。上記のように、悪い食べ物から体内に取り込んだ毒素を体外に出そうとする人間の生体反応を受けて、汚れた血を体外に吸出す療法を続けたところ、痒みもしだいに引いて、半年後には肌もほと

んど元に戻った。

その後もときどきアトピーが現れるが、一年に二～三回ほどクリニックで汚血除去療法を受けている程度である。優秀な民間療法のドクターは日本の医療制度により医者と認められていないが、西洋医学一辺倒の日本医療とちがって、東洋医学などを取り入れながら患者と向き合った治療を優先している。

生命や健康についての正しい知恵

東洋医学の基本的な考え方を、千島博士が好んで引用した言葉は、陳邦賢が書いた『中国医学史』の序文だという。千島本からいくつか紹介しよう。

「東洋医学の基礎理論は、西洋医学と違った自然を尊び、陰陽原理、全体性、とくに気血の調和を尊重し、保健、予防医学を首位におき、薬物療法を二次的なものとした」

自然を尊ぶという東洋的な考えに対して、西洋は自然を征服し自然と闘うという姿勢がある。いま地球上の生物は、厳しい自然環境の変化に耐えて生きのびてきたのであるから、健康な遺伝子をもっているはずである。そうでないと子孫を遺せない。**自然を尊び自然とともに生きるものは栄え、自然にそむき不自然な生活をするものは滅びる。遺伝子組み換えは自然に反しているし、その研究をしている科学者は哲学をもたない学者であり、人間破壊への道を歩み出している。**

陰陽原理とは、悪くなったら悪くなったことだけを見るのではなく、良いときと悪いときを一緒にして考えるという方法である。全体性というのは、患部だけにこだわるのではなく、患者自身が治そうという姿勢が必要である。

人類が直面している危機は、およそ三つに分けられる。

その一は、核戦争によって人類や地球が急速に破滅の方向へ向かうことである。

その二は、科学や技術文明が一方的に発達することで、自然破壊や公害が続出し、人間の健康が少しずつおかされていって、人類が滅亡することである。

その三は、人類が生き残れるほどの食糧がこれから確保できるかどうかということと、石油、石炭、天然ガスなどのエネルギーが、果たしていつまで枯渇せずに保てるかという資源の問題である。

これらを解決するには、とても科学の力だけをあてにすることはできない。むしろ科学の発達を遅らせて、経済優先の思想に歯止めをかけ、東洋が伝統的に受け継いでいる精神文明をいま復活させることが肝心ではなかろうか。

一八七三年（明治六年）に、日本の医学制度が改革され、それ以後、東洋医学関係者は国家的な施設や研究の場を得られず、西洋医学が中心となって今日に及んでいる。そして、その西洋医学一辺倒は、一五〇年後の現代になって大きな問題を起こしているのである。

いまの日本の医療制度では、病人がいなくなったら医師はあがったりだ。だから医師は健康運動を本気になってやらないのである。がんの予防などでも、**医師や関係者が本気になれば、がんの死亡率は著しく低くなるのは目に見えている。それなのに医学にたずさわる者は、治療に専念してそれを行わない。なぜか。病人がいなくなれば医者は成り立たないという医療制度になっているからだ。**

千島学説と東洋医学の方法論を、がん研究所や厚労省が中心になって徹底して研究すれば、がんになる人は、いまの一〇分の一、いや一〇〇分の一ぐらいに減るのではないだろうか。しかし、どんなに早期発見、早期治療をしても、ほとんどの患者は半年ほどで死ぬ。やはり、これも医療制度が悪いのであって、それで医師も本来の姿とは遠くかけ離れたことを行っているというのが実情だ。

日本の医療制度だと、たとえば開業医なら自分の区域に患者がたくさん出たほうが儲かるようになっている。自分の区域に一人も病人が出なかったら医者は困るのである。

医療を国営にして、国が医師に給料を出し、その医師の成績は、その管轄において病人や死亡者が少ないことで評価される制度に変われば、治療内容が改善するばかりか、国益にもはるかにプラスになる。**医療が国営になると医師に対する評価も変わってくる。「患者が少ない医者が、腕が良い医者」で、「患者が多い医者は、腕が悪い医者」である。患者はどちらの医者を選ぶのか、答えはきまっている。**

現在は、患者を増やし、薬をたくさん与えて、売り上げをあげる医師が評価も高いのである。これは患者にとっては不幸であるし、国益にもならない。

現実の医療制度は保健法があって、三割から一割負担まできまっている。だから行く必要のない軽い風邪でも、何かというと安易に病院に通い、医師から薬をもらい、そして儲けさせている。

医師は独禁法に違反

千島本には、「医療国営論」についても触れている。

私たちが、朝から晩まで働いて金を貯める理由のひとつは、万一病気をしたときに治療費がかかるから、それを準備することにある。しかし、大きな病気をすると、せっかく貯めた預金もいっぺんに費やされてしまう。これでは、まるで医師を保護するために働いているようなものだ。

そこで、医療を国営にして、病気になったら国家がタダで治療をするようになれば、国民は安心して働けるし、合理的である。国民皆保険制度ができ、老人の軽負担という制度ができて、日本では国営に近い医療制度になっている。だから、これでいいという考えもあり、医師たちなどはそう思っている。

ところが国民保険制度には非常に弊害があり、矛盾があるのだ。

人間の生命には貧富の差別がないのだから、病気になっても同じ病室で受けるのが当たり前である。しかし、いまの医療制度の下では、病院に入っても個人部屋など特等部屋があり、また高級な薬があって、保険ではまにあわず、プラスした費用がかかるようになっている。

また、東洋医学や民間療法もとり入れられておらず、これら有効な療法も保険制度からはずされているのだ。このように差別待遇がある。

北朝鮮では医療が無料で、国が医者を地域別に割り当て、平壌なら平壌の何区はどの医者に任せるといった具合になっている。担当の医者はその地域を巡回し、健康管理の指導を行なう。そして、その地域の住民に病人が少なくなったり、死亡率が下がったりすると、医者の月給が上がる仕組みになっている。

日本の医療制度とはまったく逆である。いまも北朝鮮の医療制度が変わっていなければ、この点において非常に進歩していて、医療の先進国である。中国にも進んでいる面がある。

日本の医師は、政治献金などで政府と癒着し、人間の生命を扱っていることを盾に、特殊な法律で守られ、医師会は力のある大きな団体になっている。そのほかにもいくつかの団体がある。

そこで医師には独占禁止法を適用し、自由競争をさせたらどうであろうか。それには、東洋医学や民間療法などを参加させ、病気を治すのは医者だけでないということを大衆に示すことだ。そうすれば、薬を飲ませて病気をさらに悪くするような病院には行かなくなる。これが千島のアイデアであった。

しかし、日本の医療の現実は、特殊な医療法というのが設けられていて、病気は医者以外が診断、治療してはいけないことになっている。下手に東洋医学や民間療法で、医者の真似をすると、医者に権利を侵したという理由ですぐ処罰を受けることになっている。医師たちは法律の規制の下で、いわば大きなあぐらをかいているのだ。

明治になって、西洋医学が導入されたとき、漢方、つまり東洋医学は古いということで、切り捨てたのがそもそもの間違いだったのではないか。

千島は、現代医学を批判するばかりでなく、具体策として、北朝鮮の医療国営化、そして、中国の西洋医学、東洋医学を両立させている姿勢に、日本も学ぶべきだと述べた。しかし、そうした方向で日本の医療制度が改革されるかというと、現実には絶望的だといわざるを得ない。

そして千島本の最後は、次のように提案している。

「(日本の絶望的な現実に対して)では、私たちができることは何か。**それは私たち一人ひとりが、生命や健康について正しい知恵をもち、医療について正しい判断を身につけることとしかない。**のっぴきならぬときは医者にかかるとしても、対等の立場で医師とともに自分の生命に責任をもつべきであろう。自分の信念によって自分の健康を管理する、そんな時代がきた。千島学説はそのための理論だ」

おわりに

本稿は、衝撃的な一冊の本との出会いから書きはじめてきた。その本では、生命の尊重、健康への正しい知恵の多くを学んだが、それを自分のものとするだけでは気が済まなくなってしまったことである。その意味で、千島学説を中心にいくつかの書かも引用を多用して、めざしたのは、病気に対する無知を無くし、原因が分かれば病気にならないことを、多くの人たちにも知ってほしいという思いでもあった。しかし、その思いが届けられたのかどうか、いささか疑問ではある。

千島学説を唱えた、千島喜久男という生物学者が発見したのは、「ニワトリの卵の黄身が赤血球に発達し、その赤血球が細胞に変化している」様子だった。この実験は何度も繰りかえされ、学位請求論文として九州大学農学部に正式に受理された。一九四七年九月のことだったという。しかし、二年たっても三年待っても、論文は審査に進められなかったのである。

「からだの組織である細胞が血球からできることが認められると、遺伝学にもいままでの方式は通用しない」という理由で反対者が多く、彼の論文はパスすることもなく、約一〇年間も放置され、無視されたのだ。

それだけ千島論文を認めるか認めないかは、生物学界にとって重要だったのである。千島論文を認めると、生物学、遺伝学、血液学、細胞学などの世界的な定説がくずれることになるからである。

このいきさつを陰で見守ってきた人がいる。千島喜久男の妻である。千島博士が他界して十三回忌を前に寄せられた、「千島喜久男との思い出の片々」を、『螺旋2009年9月号別冊・追憶の六十年』より原文のまま紹介し、おわりに変えたいと思う。

「皆様もご存知の通り、千島の八十年の生涯の中で、五十有余年を自然の事実に従い、生命探求に努力し研究を重ねた。そして千島学説の八大原理は事実と理論が矛盾なく一体となった正しい説であることを認め、八大原理を生命の哲科学と称して、益々熱意を込めて研究に専念、この世を去るまで筆をはなさなかった。

数え切れぬほどの幾多の研究は、その都度学会で発表したが、学会に於ける学者や研究者はほとんど学閥を肩に着て狭い島国根性もあって「地方の大学教授に何ができるか」といわぬばかりの冷たい態度を示し、研究結果についても、何等追試してみようともせず、総て無視軽視するのみで、千島の心を満たすものは何一つなかった。時には同情的に「皆と同調してはどうか」等と言い寄る学者もあった。

しかし、千島は自分の研究に自信をもち、真実なる八大原理の根本を曲げる意思は毛頭なく研究は益々深められ、どこまでも対立してすべては大自然の神の啓示であることを信じ、励むのみであった。学会の風向きは益々強くなり、ついに学会は千島の研究発表を拒否するに至った。

千島も嫌気のさして来ていたところであり、ついに断念して一般の人々の健康自衛への道を開き、講演や指導に力をそそぐ事にした。既成概念にこだわらない人々は、かえって理解も早く信頼も厚くなった。また多くの著書を発行して千島学説を広め、そして、停年退官の翌年三十九年には月刊誌『生命と気血』を刊行、会員制として指導者の教育にも努めた。大学での講義以外に各地の講演会で、生命の根本である千島学説の八大原理を説き、生命の尊重、健康への正しい知恵と知識の普及に努力した。

私どもが真実なる千島学説が遅々として学会に、また、世界に認められないことについて残念がると千島は云う。

「僕の研究は余りにも重大性を負い、生命に関する大きな問題を含んでいるので、これを認めれば現代までの諸問題（学説等）が根こそぎ崩れ落ちる結果となるので、それをおそれて居るのだよ、重大な根本原理が認められ、一般的になるまでには問題が大きければ大きいほど認められるときは五十年や百年先のことで、こうした成り行きは世界の歴史が物語っている通りだよ」

と云いきかせた。私どもは時の流れと共に移り変わり行く幾年かの後、この学説がかならず光輝く時のくることを信じ、静かにその時を待つばかりである。

（中略）

思えば人生の一番の幸せは賢明な夫との出会いであろうかと思う。優しく温かい思いやりの心の持ち主と一生を共にしたことは、苦労はあったが後悔の念は全くない。千島が折にふれ「僕と結婚して良かった思うときが必ず来るように幸せにしてあげるから、どうか我慢してくれ」と口ぐせの様に言っていたことが実現し、毎日を健やかで何一つ不自由ない幸福な生活させて頂くのも、すべて千島のご加護と家族の暖かいいたわりのお蔭と感謝し、八十九歳の現在まで病む事もなく過ごさせて頂き、最高の幸せ者と思い、感謝の念を忘れず、毎日を過ごさせて頂いている次第である」

（千島　恵子）

最後までお読みいただきありがとうございました。

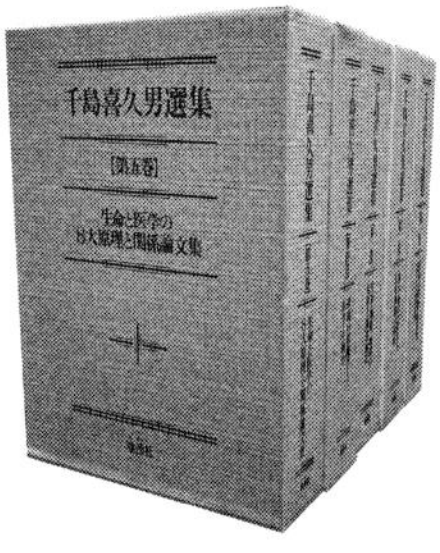

参考文献

●忰山紀一著『よみがえる千島学説』（なずなワールド）
●『がん検診のススメ 第４版』（がん対策推進企業アクション）
●忰山紀一著『新装版 生命の自覚～よみがえる千島学説～』（笑がお書房）
●赤峰勝人著『食の命 人の命』（マガジンランド）
●安保　徹著『ガンは自分で治せる』（マキノ出版）
●宮下周平著『まほろばだより コロナと生きる（総集編）』（株式会社まほろば）
●著者不明『抗がん剤は効かない』（発行不明）
●酒向　猛・稲田芳弘著『隠された造血の秘密』（Eco クリエイティブ）
●近藤　誠著『がんと決して闘うな』（文春文庫）
●安保　徹著『免疫革命』（講談社インターナショナル）
●近藤　誠著『眠っているがんを起こしてはいけない』（飛鳥出版）
●齋藤真嗣著『体温を上げると健康になる』（サンマーク出版）
●千島学説研究会事務局発行『千島学説メール No.79 ～ 102 』（千島学説事務局）
●近藤　誠著『医者が言わないこと』（毎日新聞出版）
●濱口哲弥監修『服用の手引き』（岡山大鵬薬品株式会社）

花房 紀行
(はなぶさ としゆき)

1953年、東京都生まれ。ジャーナリスト。
フリー速記者から出版社に入社、編集者として活躍する一方、販売営業、広告営業面でも経験を積む。その後、出版社を転々と渡り歩き、ラジオ、映画、音楽、文学など多方面の編集者として活躍。近年は自身の病気療養を経て、健康と医療に傾注するなか、書籍『よみがえる千島学説』（なずなワールド）と出会い、日本の医療制度に矛盾を感じながら、自身の健康管理に努めている。

すべての病気は自分で治す
2024年2月3日　第1刷発行

著　者　　花房紀行
発行人　　伊藤邦子
発行所　　笑がお書房
　　　　　〒168-0082　東京都杉並区久我山3−27−7−101
　　　　　TEL03−5941−3126
　　　　　https://egao-shobo.amebaownd.com/
発売所　　株式会社メディアパル（共同出版者・流通責任者）
　　　　　〒162-8710　東京都新宿区東五軒町6−24
　　　　　TEL03−5261−1171

デザイン　　市川事務所
印刷・製本　シナノ書籍印刷株式会社

■お問合せについて
本書の内容について電話でのお問合せには応じられません。予めご了承ください。ご質問などございましたら、往復はがきか切手を貼付した返信用封筒を同封のうえ、発行所までお送りくださいますようお願いいたします。

・落丁・乱丁は発行所にてお取替えいたします。
定価はカバーに表示しています。

ISBN978-4-8021-3445-3　C0277

＊本書は『病原がわかると健康になる』（笑がお書房2023年3月刊）
　をタイトルおよび内容を一部変更し新書判で再発行したものです。